T0222318

Kompetenzorientierter Unterricht in der ATA-OTA-Ausbildung

Anika Düpjohann · Ellen Rewer

Kompetenzorientierter Unterricht in der ATA-OTA-Ausbildung

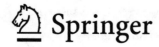 Springer

Anika Düpjohann
Drensteinfurt, Deutschland

Ellen Rewer
Oelde, Deutschland

ISBN 978-3-662-67163-4   ISBN 978-3-662-67164-1   (eBook)
https://doi.org/10.1007/978-3-662-67164-1

Die Deutsche Nationalbibliothek verzeichnet diese Publikation in der Deutschen Nationalbiblio-grafie; detaillierte bibliografische Daten sind im Internet über http://dnb.d-nb.de abrufbar.

Planung/Lektorat: Ulrike Hartmann
Springer ist ein Imprint der eingetragenen Gesellschaft Springer-Verlag GmbH, DE und ist ein Teil von Springer Nature.
Die Anschrift der Gesellschaft ist: Heidelberger Platz 3, 14197 Berlin, Germany

Vorwort

Liebe Leserinnen und Leser,

dieses Buch ist auf Grundlage unserer Masterthesis entstanden. Innerhalb dieser ist es uns gelungen, eine beispielhafte Lernsituation sowie Lern- und Arbeitsaufgaben, anlehnend an die Kompetenzschwerpunkte der Ausbildungs- und Prüfungsverordnung für die Ausbildungen zur anästhesietechnischen und operationstechnischen Assistenz, zu entwickeln.

Die Ausbildungsgänge ATA und OTA sind aufgrund des Fachkräftemangels im OP und der enorm hohen Weiterbildungskosten der OP-, und Anästhesie-Fachweiterbildung entstanden. Die lang ersehnte staatliche Anerkennung ist ein bedeutsamer Fortschritt für beide Berufe. Viele Lehrende stehen allerdings gerade vor einer Herausforderung, da im Unterricht jetzt beide Berufsgruppen berücksichtigt werden müssen. Bisher wurden hierzu wenige bis keine empirischen Grundlagen zu der Ausbildung veröffentlicht. Die Entwicklung der schulinternen Curricula musste dementsprechend in großen Teilen ohne Forschungsergebnisse stattfinden. Diesen Missstand nahmen wir im Jahr 2021 im Zuge unserer Masterthesis zum Anlass und haben uns an die empirische Forschung im Arbeitsfeld ATA/OTA gewagt.

Das Buch richtet sich in erster Linie an Lehrkräfte innerhalb der ATA- und OTA-Ausbildung. Dennoch ist dieses Buch auch für Praxisanleiter*Innen im OP und weiteren Funktionsbereichen geeignet. Hiermit können Sie Ihr Wissen zu den Kompetenzschwerpunkten, den gesetzlichen Grundlagen sowie möglichen Vorgehensweisen in der theoretischen und praktischen Ausbildung vertiefen oder aktualisieren.

Die beispielhafte Lernsituation und die dazugehörigen Lern- und Arbeitsaufgaben sollen Sie unterstützen, die Kompetenzschwerpunkte zu verinnerlichen und Ihren Unterricht bzw. Praxisanleitung attraktiv, abwechslungsreich und kompetenzorientiert zu gestalten.

Wir hoffen, dass das Buch Ihnen in der Lehre und in der Praxis eine Hilfestellung bietet und Sie mit Freude und Erfolg Ihren Unterricht und die praktische Ausbildung gestalten.

Großer Dank gebührt Frau Ulrike Hartmann vom Springer-Verlag, die mit ihrer Expertise und Engagement dieses Projekt begleitet und unterstützt hat. Ein weiterer Dank gilt dem Korrektorat des Springer-Verlages für die sorgfältige Überprüfung der Manuskripte. Unser ganz besonderer Dank gilt unseren Familien, die uns unermüdlich bis zum heutigen Tage begleitet haben. Ohne Euer Verständnis und Eure Unterstützung wäre dieses Buch nicht möglich gewesen.

Februar 2023   Anika Düpjohann
                                                                       Ellen Rewer

Inhaltsverzeichnis

Über die Autoren

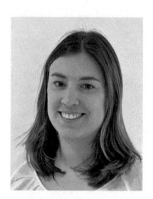

Anika Düpjohann Berufspädagogin im Gesundheitswesen (M.A.), Lehrkraft in der Pflegefachfrau/Pflegefachmann Ausbildung, Gesundheits- und Krankenpflegerin, wohnhaft in Drensteinfurt.

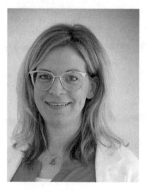

Ellen Rewer Berufspädagogin im Gesundheitswesen (M.A.), Lehrkraft in der ATA-/ OTA-Ausbildung, Dozentin für Seminare und Workshops für Praxisanleiter*innen, Fachkrankenpflegekraft im Operationsdienst, Praxisanleiterin, wohnhaft in Oelde.

Abbildungsverzeichnis

Tabellenverzeichnis

ATA-OTA Ausbildung – von der Empfehlung zum Gesetz

Inhaltsverzeichnis

1.1 Historie

Die Grundlage für den Ausbildungsberuf der Operationstechnischen Assistenz ist erst in den 1990er-Jahren durch eine Arbeitsgruppe der deutschen Krankenhausgesellschaft e. V. (DKG) entstanden. Grund waren damals die hohen Weiterbildungskosten von Fachkräften im OP-Bereich sowie der dort vorherrschende Fachkräftemangel. Das Ergebnis dieser Arbeitsgruppe waren die „Richtlinien zur Ausbildung von Operationstechnischen Assistenten" und nach diesen Empfehlungen wurde bis zum 31.12.2021 ausgebildet.

Der erste ATA-Ausbildungsgang startete im Jahr 2004. Mit der Gründung der „Bundesarbeitsgemeinschaft der Schulen für ATA" im Jahr 2005 entstanden die ersten Richtlinien für diesen Ausbildungsberuf.

Im Jahr 2011 wurde die DKG-Richtlinie zur Ausbildung von Operationstechnischen Assistenten" um das Berufsbild ATA ergänzt und nannte sich fortan „Empfehlung zur Ausbildung und Prüfung von Operationstechnischen und Anästhesietechnischen Assistentinnen/Assistenten".

Trotz der zusammengefassten DKG-Empfehlungen gelang es nicht, die Berufe staatlich anerkennen zu lassen. Des Weiteren führten die DKG-Empfehlungen nicht zu einer bundeseinheitlich geregelten Ausbildung. Die beiden Ausbildungen standen auch immer wieder in der Kritik; so wurden die Berufe vom deutschen Berufsverband für Pflegeberufe (DBfK) öffentlich als „Sackgassenberufe" und „Schmalspurausbildungen" betitelt.

Fachkräfte in der Anästhesie und im OP sind rar und die Aufgaben komplex. Trotz des Wissens um den Fachkräftebedarf sind mehrere Versuche, die Berufe staatlich anerkennen und bundeseinheitlich regeln zu lassen, gescheitert. Im November 2019 wurde beschlossen, die Ausbildungen bundeseinheitlich zu regeln und staatlich anzuerkennen. Am 01. Januar 2022 ist schließlich das neue Anästhesietechnische- und Operationstechnische-Assistenten-Gesetz sowie die neue Ausbildungs- und Prüfungsverordnung in Kraft getreten.

© Der/die Autor(en), exklusiv lizenziert an Springer-Verlag GmbH, DE, ein Teil von Springer Nature 2023
A. Düpjohann und E. Rewer, *Kompetenzorientierter Unterricht in der ATA-OTA-Ausbildung*,
https://doi.org/10.1007/978-3-662-67164-1_1

1.2   Grundzüge des Gesetzes

Beide Ausbildungen erfolgen im Wechsel von theoretischem und praktischem Unterricht und dauern in Vollzeit drei Jahre. Beide Ausbildungen können auch in Teilzeit mit maximal 5 Jahren Ausbildungsdauer, absolviert werden. Das Hauptaugenmerk innerhalb des theoretischen und praktischen Unterrichts liegt auf der Erlangung der jeweiligen fachlichen, personalen und sozialen Kompetenzen, die auf „Eigenverantwortlichkeit im beruflichen Handeln" sowie auf Erreichung der Handlungskompetenz abzielen.

1.2.1   Zu vermittelnde Ausbildungsziele

Das ATA-OTA-Gesetz umfasst insgesamt 33 Ausbildungsziele (§ 7–§ 10), die die Auszubildenden innerhalb von drei Jahren erreichen sollen. Im Vordergrund dieser 33 Ziele steht das Ziel, innerhalb beider Ausbildungen die erforderlichen fachlichen und methodischen Kompetenzen zur eigenverantwortlichen Durchführung und Mitwirkung des berufsspezifischen Bereiches zu erlangen. Von den 33 Ausbildungszielen sind 19 Ausbildungsziele sowohl für ATA als auch für OTA, sieben Ausbildungsziele ausschließlich für ATA und sieben weitere Ausbildungsziele ausschließlich für OTA formuliert.

Gemeinsame Ausbildungsziele (ATA und OTA)
- Herstellen der Funktions- und Betriebsbereitschaft des jeweiligen Einsatzbereichs unter Beachtung spezifischer Anforderungen von diagnostischen und therapeutischen Versorgungsbereichen im ambulanten und stationären Bereich
- Sicherstellen der Funktions- und Betriebsbereitschaft des jeweiligen Versorgungsbereichs
- Geplantes und strukturiertes Vorbereiten, Durchführen und Nachbereiten von berufs-feldspezifischen Maßnahmen der medizinischen Diagnostik und Therapie
- Aufbereiten von Medizinprodukten und medizinischen Geräten
- Einhalten der Hygienevorschriften sowie der rechtlichen Arbeits- und Gesundheitsschutzvorschriften
- Durchführen von qualitätssichernden und organisatorischen Maßnahmen in den jeweiligen Einsatzbereichen sowie der angewendeten Maßnahmen
- Berücksichtigung von Aspekten der Qualitätssicherung, der Patientensicherheit, der Ökologie und der Wirtschaftlichkeit
- Analyse, Evaluation, Sicherung und Weiterentwicklung der Qualität des eigenen beruflichen Handelns
- Sach- und fachgerechtes Umgehen mit Medikamenten, medizinischen Geräten und Materialien sowie mit Medizinprodukten
- Fach- und situationsgerechtes Assistieren bei anästhesiologischen Maßnahmen und Verfahren und operativen Eingriffen in anästhesiologischen und operativen Funktionsbereichen und weiteren Versorgungsbereichen
- Eigenständiges Durchführen ärztlich veranlasster Maßnahmen in anästhesiologischen und operativen Funktionsbereichen und weiteren Versorgungsbereichen
- Mitwirkung an der Einarbeitung neuer Mitarbeiterinnen und Mitarbeiter sowie an der praktischen Ausbildung von Angehörigen von Gesundheitsfachberufen
- Übernehmen der Patientinnen und Patienten in den jeweiligen Versorgungsbereichen unter Berücksichtigung ihres gesundheitlichen Zustandes
- Überwachen des gesundheitlichen Zustandes der Patientinnen und Patienten und seines Verlaufs während des Aufenthaltes in den jeweiligen Versorgungsbereichen
- Fachgerechte Übergabe und Überleitung der Patientinnen und Patienten einschließlich des Beschreibens und der Dokumentation ihres gesundheitlichen Zustandes und dessen Verlaufs

- Einleiten lebenserhaltender Sofortmaßnahmen bis zum Eintreffen der Ärztin oder des Arztes
- Angemessenes Kommunizieren mit den Patientinnen und Patienten sowie weiteren beteiligten Personen und Berufsgruppen
- Interdisziplinäre und multiprofessionelle Zusammenarbeit und fachliche Kommunikation
- Entwicklung und Umsetzung berufsübergreifender Lösungen, die die Optimierung der Arbeitsabläufe ermöglichen und die Bedürfnisse der Patientinnen und Patienten berücksichtigen

Spezifische Ausbildungsziele ATA
- Herstellen der Funktions- und Betriebsfähigkeit des anästhesiologischen Versorgungsbereichs
- Vorbereiten und Koordinieren der zur Durchführung anästhesiologischer Maßnahmen und Verfahren erforderlichen Arbeitsabläufe sowie deren Nachbereitung
- Sach- und fachgerechtes Umgehen mit Medikamenten, die zur Anästhesie und im Rahmen der Anästhesie in anästhesiologischen Versorgungsbereichen angewendet werden
- Fach- und situationsgerechtes Assistieren bei anästhesiologischen Maßnahmen und Verfahren in anästhesiologischen Funktionsbereichen und weiteren Versorgungsbereichen
- Eigenständiges Durchführen ärztlich veranlasster Maßnahmen in anästhesiologischen Funktionsbereichen und weiteren Versorgungsbereichen
- Durchführen von bedarfsgerechten Maßnahmen und Verfahren zur Betreuung der Patientinnen und Patienten während ihres Aufenthaltes im anästhesiologischen Versorgungsbereich unter Berücksichtigung ihres jeweiligen physischen und psychischen Gesundheitszustandes
- Überwachen des gesundheitlichen Zustandes der Patientinnen und Patienten und seines Verlaufs während des Aufenthaltes in den jeweiligen Versorgungsbereichen und

Aufwacheinheiten außerhalb von Intensivtherapiestationen

Spezifische Ausbildungsziele OTA
- Herstellen der Funktions- und Betriebsfähigkeit des operativen Versorgungsbereichs
- Vorbereiten und Koordinieren der zur Durchführung operativer Eingriffe erforderlichen Arbeitsabläufe und deren Nachbereitung
- Geplantes und strukturiertes Ausführen der Springertätigkeit
- Fach- und situationsgerechtes Assistieren bei operativen Eingriffen in operativen Funktionsbereichen und weiteren Versorgungsbereichen
- Eigenständiges Durchführen ärztlich veranlasster Maßnahmen in operativen Funktionsbereichen und weiteren Versorgungsbereichen
- Durchführen von bedarfsgerechten Maßnahmen und Verfahren zur Betreuung der Patientinnen und Patienten während ihres Aufenthaltes im operativen Versorgungsbereich unter Berücksichtigung ihres jeweiligen physischen und psychischen Gesundheitszustandes
- Überwachen des gesundheitlichen Zustandes der Patientinnen und Patienten und seines Verlaufs während des Aufenthaltes in den jeweiligen Versorgungsbereichen außerhalb von Aufwacheinheiten und Intensivtherapiestationen

1.2.2 Anforderungen an Schulen und Lehrkräfte

Als Lehrkraft an einer ATA/OTA-Schule sind Ihnen die neuen Anforderungen, die eine Schule nach § 22, ATA-OTA-Gesetz zu erfüllen hat, bekannt. In Tab. 1.1 sind die Änderungen, die die Schulen direkt betreffen, aufgeführt.

Änderungen im Einzelnen
- Während die DKG einst von einer ausreichenden Anzahl von Lehrkräften sprach,

Tab. 1.1 Anforderungen an Schulen und Lehrkräfte

Anforderungen	DKG	ATA-OTA-G
Anforderungen an Schulen	Anerkannt nach DKG	Staatlich anerkannt
Anforderungen an Schulleitungen	Pädagoge in Fort- und Weiterbildung OP und Anästhesie plus Hochschulabschluss	• Pädagogisch qualifiziert • Hochschulabschluss Master und Ausbildung in einem Gesundheitsberuf
Anforderungen an Lehrkräfte	Ausreichende Anzahl	• Mindestens 1:20 LSV • Fachlich qualifiziert für OP- oder Anästhesie Hochschulabschluss mindestens Bachelor im Bereich Pädagogik

ist das Lehrer-Schüler-Verhältnis (LSV) mit 1:20 klar definiert.

- Eine weitere Änderung betrifft die Qualifikation und den Stundenumfang der Praxisanleitung. Bis zum 31.12.2028 muss die Praxisanleitung mindestens 10 % eines Einsatzes der praktischen Ausbildung betragen. Ab dem 31.12.2028 muss die Praxisanleitung 15 % betragen (§ 16 ATA-OTA-G).
- Qualifiziert zur Praxisanleitung sind bereits ausgebildete ATA/OTA und Mitarbeitende mit vorausgegangener dreijähriger Pflegeausbildung (§ 1, § 58, § 64 Pflegeberufegesetz) plus Fachweiterbildung für den Operationsdienst oder Intensivpflege und Anästhesie.
- Praxisanleitende müssen mindestens ein Jahr Berufserfahrung im jeweiligen Berufsfeld nachweisen. Eine berufspädagogische Zusatzqualifikation von mind. 300 h und jährliche berufspädagogische Fortbildungen von 24 h sind auch zu belegen.

Bedeutung für die Lehre
Die Schule trägt die Gesamtverantwortung für die Ausbildung, insbesondere für die Koordination des theoretischen und praktischen Unterrichts (§ 19 ATA-OTA-G). Hierzu gehört auch die Sicherstellung, dass die Ausbildungsziele erreicht werden. Im Unterrichtsgeschehen sind die Ausbildungsziele von Ihnen als Lehrkraft explizit zu berücksichtigen. Überlegen Sie innerhalb der Unterrichtsvorbereitung vorab, welchen Ausbildungsgang (ATA, OTA, ATA und OTA) Sie vor sich sitzen haben. Passen Sie Ihren Unterricht dementsprechend an, sodass alle Ausbildungsziele am Ende des dritten Ausbildungsdrittels erreicht werden können. Lernsituationen können Ihnen hierbei Unterstützung bieten.

Auch als Praxisanleiter gilt es zu überlegen, welche gemeinsamen und welche spezifischen Ausbildungsziele in der praktischen Ausbildung erreicht werden sollen. Die Praxisanleitung muss dementsprechend angepasst werden. Sie, als Einrichtung der praktischen Ausbildung haben die Aufgabe, die praktische Ausbildung zeitlich und sachlich so durchzuführen, dass die jeweiligen Ausbildungsziele in der vorgesehenen Zeit erreicht werden (§ 20 ATA-OTA-G). Arbeits- und Lernaufgaben können Ihnen als Praxisanleiter*in hierbei Unterstützung bieten.

▶ Seit dem 1.1.2022 muss die Praxisanleitung eines Einsatzes nachgewiesen werden.

In ambulanten Einsatzorten darf die Praxisanleitung von qualifizierten Fachkräften ohne Praxisanleiter-Qualifikation durchgeführt werden. Praxisanleitende, die bisher nach DKG befähigt waren, behalten diese Qualifikation weiterhin anerkannt.

Mit dem neuen ATA-OTA-Gesetz wurde auch eine Ausbildungs- und Prüfungsverordnung eingeführt Kap. 2.

Fazit

- Die ATA/OTA – Ausbildung ist seit 2022 bundesweit einheitlich geregelt und staatlich anerkannt.
- Es handelt sich bei den Berufsbildern jetzt um einen geregelten Heilberuf nach § 74 Absatz 1 Nr. 19 GG.
- Die Ausbildungsberufe sind in einem Gesetz zusammengelegt, es können getrennte und gemeinsame Unterrichtseinheiten stattfinden.
- Das ATA-OTA-Gesetz formuliert gemeinsame und getrennt zu erreichende Ausbildungsziele.
- Es gibt neue formale Anforderungen an Lehrkräfte, Praxisanleiter und Schulen. So darf die Praxisanleitung bis zum 31.12.2028 10 % der Einsatzzeit nicht unterschreiten.
- Durch die Neuordnung der Berufsbilder ATA und OTA sind sämtliche Inhalte, seit dem 01.01.2022, nach vorgegebenen Kompetenzschwerpunkten zu vermitteln.
- Im ATA-OTA-Gesetz sind 33 Ausbildungsziele aufgeführt.

Literatur

Anästhesietechnische- und Operationstechnische-Assistenten-Gesetz (2019). Zugriff am 18.11.2022. Verfügbar unter http://www.gesetze-im-internet.de/ata-ota-g/BJNR276810019.html.

Anästhesietechnische- und Operationstechnische-Assistenten-Ausbildungs- und -Prüfungsverordnung (2020). Zugriff am 18.11.2022. Verfügbar unter https://www.gesetze-im-internet.de/ata-ota-aprv/BJNR229510020.html.

Deutscher Bundestag (2018). *Entwurf eines Gesetzes über den Beruf des Operations-technischen Assistenten und zur Änderung des Krankenhausfinanzierungsgesetzes.* Drucksache 19/1720. Zugriff am 11.11.2022. Verfügbar unter https://dserver.bundestag.de/btd/19/017/1901720.pdf

Deutsche Krankenhausgesellschaft (2013): *DKG-Empfehlung zur Ausbildung und Prüfung von Operationstechnischen und Anästhesietechnischen Assistentinnen/Assistenten.* Zugriff am 17.11.2022. Verfügbar unter https://www.dkgev.de/fileadmin/default/Mediapool/2_Themen/2.5._Personal_und_Weiterbildung/2.5.12._Aus-__Fort-_und_Weiterbildung_von_OTA_ATA/Rechtliche_Grundlagen/DKG-Empfehlung_OTA-ATA_01-01-2014.pdf

Gesetz über die Pflegeberufe (2017). Zugriff am 18.11.2022. Verfügbar unter https://www.gesetze-im-internet.de/pflbg/PflBG.pdf

Neiheiser (2004). *OTA-Ausbildung. DKG-Ausbildungsrichtlinien als Grundlage für eine staatliche Ausbildungsregelung.* Düsseldorf: DKG.

Richter, H. & Neiheiser, R. (2018). Berufsbild OTA. In Liehn, M., Köpcke, J., Richter, H. & Kasakov, L. (Hrsg.), *OTA-Lehrbuch. Ausbildung zur Operationstechnischen Assistenz* (2. Aufl., S. 525–528). Berlin: Springer.

Ausbildungs- und Prüfungsverordnung ATA-OTA

Inhaltsverzeichnis

Stellen Sie sich vor, Sie sollen Ihren Kollegen die neue Ausbildungs- und Prüfungsverordnung über die Ausbildung zur ATA und OTA (ATA-OTA-APrV) vorstellen. Das ist gar nicht einfach, denken Sie? Doch ist es. Hier bekommen Sie eine kurze Übersicht über das, was Sie diesbezüglich wissen sollten.

▶ Die bedeutsamste Änderung liegt in der Vermittlung von acht bzw. neun Kompetenzschwerpunkten, die zur Erreichung der Ausbildungsziele vorgegebenen sind.

2.1 Zu vermittelnde Kompetenzschwerpunkte

Allen Kompetenzschwerpunkten liegen dazugehörige Tätigkeitsbeschreibungen zugrunde, die sich stellenweise (Tab. 2.1, 2.2 und 2.3) unterscheiden. Den Tätigkeitsbeschreibungen sind Buchstaben zugeordnet, die sich bezogen auf ATA und OTA unterscheiden. Auch werden Sie beim Durchstöbern der Kompetenzschwerpunkte eine unterschiedliche Gewichtung der

Stundenzuordnung feststellen. Die Kompetenzschwerpunkte 1, 2 und 3 sind nachfolgend in Tabellenform dargestellt. Die Tabellen sollen Ihnen die **Unterschiede und Gemeinsamkeiten** bezüglich der Buchstaben und der Tätigkeitsbeschreibungen deutlich machen. **Gemeinsame** Tätigkeitsbeschreibungen sind **Gelb** gekennzeichnet. Tätigkeitsbeschreibungen die nur **ATA** betreffen sind in **Blau** dargestellt. **Grün** gekennzeichnet sind die Tätigkeitsbeschreibungen, die nur **OTA** betreffen. Die Tätigkeitsbeschreibungen in den Kompetenzschwerpunkten 4, 5, 6, 7 und acht unterscheiden sich nicht, weshalb diese im weiteren Verlauf nicht in Tabellenform dargestellt sind.

1. Berufsbezogene Aufgaben im ambulanten und stationären Bereich eigenverantwortlich planen und strukturiert ausführen (880 h) Dieser Tabelle können Sie entnehmen, dass sich bei der Tätigkeitsbeschreibung des Buchstaben **a)** um eine Gemeinsamkeit handelt. Ob wohl es sich bei **i)** und **j)** um unterschiedliche Buchstaben handelt, ist dennoch die Tätigkeitsbeschreibung gleich. Sie werden auch sehen, dass innerhalb der ATA-Ausbildung der Buchstabe **l)**

Tab. 2.1 Kompetenzschwerpunkt 1 mit den dazugehörigen Tätigkeitsbeschreibungen, Inhalte aus der APrV

	Tätigkeitsbeschreibungen ATA (Anlage 1 ATA-OTA-APrV)	Tätigkeitsbeschreibungen OTA (Anlage 3 ATA-OTA-APrV)
a)	Die Auszubildenden verstehen die Sicherstellung der Patientensicherheit als professionsübergreifende Aufgabe und übernehmen dazu die Verantwortung für den eigenen Aufgabenbereich	
b)	Die Auszubildenden unterstützen und überwachen fachgerecht Patientinnen und Patienten aller Altersstufen vor, während und nach anästhesiologischen Maßnahmen unter Berücksichtigung ihrer individuellen physischen, kognitiven und psychischen Situation und führen fachgerecht Prophylaxen durch,	Die Auszubildenden unterstützen und überwachen fachgerecht Patientinnen und Patienten aller Altersstufen vor, während und nachoperativer Maßnahmen unter Berücksichtigung ihrer individuellen physischen, kognitiven und psychischen Situation und führen fachgerecht Prophylaxen durch
c)	Die Auszubildenden überwachen und unterstützen postoperativ und postanästhesiologisch eigenständig Patientinnen und Patienten aller Altersstufen in Aufwacheinheiten, beurteilen kontinuierlich gewonnene Parameter und Erkenntnisse, erkennen frühzeitig lebensbedrohliche Situationen und reagieren situativ angemessen	Die Auszubildenden kennen umfassend auf der Grundlage medizinischer, medizinisch-technischer und weiterer bezugswissenschaftlicher Erkenntnisse unterschiedliche Operationsverfahren einschließlich Möglichkeiten und Einsatzradiologischer Diagnostik und weiterer bildgebender Verfahren sowie deren Abläufe und mögliche Komplikationen
d)	Die Auszubildenden kennen Medikamente umfassend, die zur und im Rahmen der Anästhesie angewendet werden, sowie anästhesiologische Verfahren und Maßnahmen einschließlich deren Abläufe und mögliche Komplikationen	Die Auszubildenden bereiten eigenständig geplant und strukturiert operative Eingriffe in unterschiedlichen operativen und diagnostischen Bereichen auch unter Nutzung von Standards und Checklisten
e)	Die Auszubildenden bereiten eigenständig geplant und strukturiert anästhesiologische Maßnahmen in unterschiedlichen operativen und diagnostischen Bereichen auch unter Nutzung von Standards und Checklisten vor	Die Auszubildenden führen geplant und strukturiert auf Grundlage von medizinischen Erkenntnissen und relevanten Kenntnissen von Bezugswissenschaften wie Naturwissenschaften, Anatomie, Physiologie, allgemeiner und spezieller Krankheitslehre und medizinischer Mikrobiologie die Instrumentiertätigkeit in den verschiedenen operativen und diagnostischen Bereichen eigenständig durch und koordinieren und kontrollieren situationsgerecht die Arbeitsabläufe unter Beachtung der Sterilzone und unter Beachtung relevanter Schutzvorschriften bezogen auf die Exposition durch Strahlung

(Fortsetzung)

Tab. 2.1 (Fortsetzung)

	Tätigkeitsbeschreibungen ATA (Anlage 1 ATA-OTA-APrV)	Tätigkeitsbeschreibungen OTA (Anlage 3 ATA-OTA-APrV)
		und elektromagnetische Felder
f)	Die Auszubildenden assistieren geplant und strukturiert auf Grundlage von medizinischen Erkenntnissen und relevanten Kenntnissen von Bezugswissenschaften wie Naturwissenschaften, Anatomie, Physiologie, allgemeiner und spezieller Krankheitslehre und medizinischer Mikrobiologie bei anästhesiologischen Verfahren und Maßnahmen in den verschiedenen operativen und diagnostischen Bereichen	Die Auszubildenden bereiten fachkundig operative Eingriffe berufsbezogen nach, unter Beachtung von Prozeduren der Reinigung und Aufrüstung der Eingriffsräume einschließlich deren Überwachung bei der Ausführung durch Dritte sowie die Organisation des Patientenwechsels
g)	Die Auszubildenden koordinieren und kontrollieren situationsgerecht die Arbeitsabläufe unter Beachtung der Sterilzone und unter Beachtung relevanter Schutzvorschriften bezogen auf die Exposition durch Strahlung und elektromagnetische Felder	Die Auszubildenden führen im Rahmen der Springertätigkeit alle notwendigen Maßnahmen fach- und sachgerecht aus und unterstützen dabei durch Koordinierung von Arbeitsprozessen das operierende Team
h)	Die Auszubildenden bereiten fachkundig anästhesiologische Verfahren und Maßnahmen nach, die auch Prozeduren der Reinigung und Aufrüstung des Arbeitsplatzes einschließlich deren Überwachung bei der Ausführung durch Dritte sowie die Organisation des Patientenwechsels umfassen	Die Auszubildenden setzen spezielle medizinisch-technische Geräte im operativen Bereich auf Grundlage von Kenntnissen des Aufbaus und des Funktionsprinzips effizient und sicher ein, erkennen technische Probleme und leiten notwendige Maßnahmen zum Patienten- und Eigenschutz ein
i)	Die Auszubildenden setzen spezielle medizinisch-technische Geräte im Bereich der Anästhesie auf Grundlage von Kenntnissen des Aufbaus und des Funktionsprinzips effizient und sicher ein, erkennen technische Probleme und leiten notwendige Maßnahmen zum Patienten- und Eigenschutz ein	Die Auszubildenden verfügen über fachspezifisches Wissen mit Blick auf medizinisch-technische Geräte, Medizinprodukte, Instrumente sowie Arzneimittel im Einsatzkontext, gehen sachgerecht mit ihnen um und berücksichtigen dabei die rechtlichen Vorgaben für den Umgang
j)	Die Auszubildenden verfügen über fachspezifisches Wissen mit Blick auf medizinisch-technische Geräte, Medizinprodukte, Instrumente sowie Arzneimittel im Einsatzkontext, gehen sachgerecht mit ihnen um und berücksichtigen dabei die rechtlichen Vorgaben für den Umgang	Die Auszubildenden wirken über den operativen Versorgungsbereich hinaus bei speziellen Arbeitsablauforganisationen in Ambulanzen, Notfallaufnahmen und weiteren Funktionsbereichen mit, führen berufsbezogene Aufgaben eigenständig durch und unterstützen darüber hinaus bei der medizinischen Diagnostik und Therapie

(Fortsetzung)

Tab. 2.1 (Fortsetzung)

Tätigkeitsbeschreibungen ATA (Anlage 1 ATA-OTA-APrV)	Tätigkeitsbeschreibungen OTA (Anlage 3 ATA-OTA-APrV)
k) Die Auszubildenden wirken über den anästhesiologischen Versorgungsbereich hinaus bei speziellen Arbeitsablauforganisationen in Ambulanzen, Notfallaufnahmen und weiteren Funktionsbereichen mit, führen berufsbezogene Aufgaben eigenständig durch und unterstützen darüber hinaus bei der medizinischen Diagnostik und Therapie	Die Auszubildenden führen zielgerichtet Übergabe- und Übernahmegespräche einschließlich des präzisen Beschreibens und der Dokumentation des operativen Verlaufs
l) Die Auszubildenden führen zielgerichtet Übergabe- und Übernahmegespräche einschließlich des präzisen Beschreibens und der Dokumentation des gesundheitlichen Zustands und dessen Verlaufs von Patientinnen und Patienten aller Altersstufen	

Berücksichtigung findet, bei der OTA gibt es hingegen keine Tätigkeitsbeschreibung mit dem Buchstaben **l)**.

2. Bei der medizinischen Diagnostik und Therapie mitwirken und ärztliche Anordnungen eigenständig durchführen (340 h) Auf einen Blick können Sie in Tabelle erkennen, dass es sich bei den Buchstaben **a)** und **b)** um gemeinsame Tätigkeitsbeschreibungen handelt. Auch in diesem Kompetenzschwerpunkt weisen unterschiedliche Buchstaben auf gemeinsame Tätigkeitsbeschreibungen hin. So finden sich Gemeinsamkeiten im Buchstaben **c)** und **d)**. Ebenso umfassen die Buchstaben **e)** und **h)** dieselbe Tätigkeitsbeschreibung. Sie werden sehen, dass sich die Buchstaben **f)**, **g)** und **h)** bei der ATA, jedoch nicht bei der OTA wiederfindet.

3. Interdisziplinäres und interprofessionelles Handeln verantwortlich mitgestalten (120 h) In diesem Kompetenzschwerpunkt können Sie der Tabelle entnehmen, dass es sich um viele Gemeinsamkeiten handelt. Lediglich eine Tätigkeitsbeschreibung lässt sich unterscheiden.

4. Verantwortung für die Entwicklung der eigenen Persönlichkeit übernehmen (lebenslanges Lernen), berufliches Selbstverständnis entwickeln und berufliche Anforderungen bewältigen (120 h)

a) Die Auszubildenden verstehen den Beruf in seiner Eigenständigkeit, positionieren ihn im Kontext der Gesundheitsfachberufe, entwickeln unter Berücksichtigung berufsethischer und eigener ethischer Überzeugungen ein eigenes berufliches Selbstverständnis und bringen sich kritisch in die Weiterentwicklung des Berufs ein

b) Die Auszubildenden verstehen die rechtlichen, politischen und ökonomischen Zusammenhänge im Gesundheitswesen

c) Die Auszubildenden bewerten das lebenslange Lernen als ein Element der persönlichen und beruflichen Weiterentwicklung, übernehmen Eigeninitiative und Verantwortung für das eigene Lernen und Nutzen hierfür auch moderne Informations- und Kommunikationstechnologien

d) Die Auszubildenden reflektieren persönliche und berufliche Herausforderungen in einem fortlaufenden, auch im zunehmenden Einsatz digitaler Technologien begründeten, grundlegenden Wandel der Arbeitswelt und leiten daraus ihren Lernbedarf ab

e) Die Auszubildenden schätzen die Zuverlässigkeit und Glaubwürdigkeit von Informationen und Techniken im Zusammenhang mit der digitalen Transformation kriteriengeleitet ein

f) Die Auszubildenden erhalten und fördern die eigene Gesundheit, setzen dabei

Tab. 2.2 Kompetenzschwerpunkt 2 mit den dazugehörigen Tätigkeitsbeschreibungen, Inhalte aus der APrV

	Tätigkeitsbeschreibungen ATA (Anlage 1 ATA-OTA-APrV)	Tätigkeitsbeschreibungen OTA (Anlage 3 ATA-OTA-APrV)
a)	Die Auszubildenden wirken bei der medizinischen Diagnostik und Therapie bei Patientinnen und Patienten aller Altersstufen mit	
b)	Die Auszubildenden führen ärztlich veranlasste Maßnahmen eigenständig durch	
c)	Die Auszubildenden kennen und berücksichtigen alle relevanten rechtlichen Aspekte im Zusammenhang mit der eigenständigen Durchführung ärztlicher Anordnungen	Die Auszubildenden wirken bei der Anwendung von radiologischen und weiteren bildgebenden Verfahren unter Beachtung des Strahlenschutzes mit
d)	Die Auszubildenden verfügen über grundlegende Kenntnisse der Schmerzentstehung und der Schmerzarten, kennen und nehmen die Auswirkungen auf Patientinnen und Patienten aller Altersstufen wahr und unterstützen Patientinnen und Patienten aller Altersstufen sowie deren Bezugspersonen durch Information und Beratung	Die Auszubildenden kennen und berücksichtigen alle relevanten rechtlichen Aspekte im Zusammenhang mit der eigenständigen Durchführung ärztlicher Anordnungen
e)	Die Auszubildenden führen die medikamentöse postoperative und postinterventionelle Schmerztherapie nach ärztlicher Anordnung eigenständig auf Grundlage pharmakologischer Kenntnisse durch und überwachen diese, berücksichtigen dabei patientenbezogene und situative Erfordernisse, kennen Schmerzerfassungsinstrumente und wenden diese situationsgerecht an	Die Auszubildenden kennen Krankheitsbilder, die in der Notaufnahme, in der Endoskopie und in weiteren diagnostischen und therapeutischen Funktionsbereichen häufig auftreten, leiten relevante Bezüge für eigene Tätigkeiten ab und berücksichtigen diese
f)	Die Auszubildenden kennen nichtmedikamentöse Schmerztherapieformen und setzten sie nach ärztlicher Rücksprache patientengerecht ein	
g)	Die Auszubildenden planen mit der behandelnden Ärztin oder dem behandelnden Arzt den Intra- und Interhospitaltransport von Patientinnen und Patienten aller Altersstufen und wirken bei der Durchführung mit	
h)	Die Auszubildenden kennen Krankheitsbilder, die in der Notaufnahme, in der Endoskopie und in weiteren diagnostischen und therapeutischen Funktionsbereichen häufig auftreten, leiten relevante Bezüge für eigene Tätigkeiten ab und berücksichtigen diese	

gezielt Strategien zur Kompensation und Bewältigung unvermeidbarer beruflicher Belastungen ein und nehmen frühzeitig Unterstützungsangebote wahr oder fordern diese aktiv ein

5. Das eigene Handeln an rechtlichen Vorgaben und Qualitätskriterien ausrichten (140 h)
a) Die Auszubildenden üben den Beruf im Rahmen der relevanten rechtlichen Vorgaben sowie unter Berücksichtigung ihrer ausbil-

Tab. 2.3 Kompetenzschwerpunkt 3 mit den dazugehörigen Tätigkeitsbeschreibungen, Inhalte aus der APrV

	Tätigkeitsbeschreibungen ATA (Anlage 1 ATA-OTA-APrV)	Tätigkeitsbeschreibungen OTA (Anlage 3 ATA-OTA-APrV)
a)	Die Auszubildenden sind sich der Bedeutung von Abstimmungs- und Koordinierungsprozessen in Teams bewusst, kennen und beachten die jeweils unterschiedlichen Verantwortungs- und Aufgabenbereiche und grenzen diese begründet mit dem eigenen Verantwortungs- und Aufgabenbereich ab	
b)	Die Auszubildenden übernehmen Mitverantwortung bei der interdisziplinären und interprofessionellen Behandlung und Versorgung von Patientinnen und Patienten aller Altersstufen und unterstützen die Sicherstellung der Versorgungskontinuität an interprofessionellen und institutionellen Schnittstellen	
c)	Die Auszubildenden übernehmen Mitverantwortung für die Organisation und Gestaltung gemeinsamer Arbeitsprozesse auch im Hinblick auf Patientenorientierung und -partizipation	
d)	Die Auszubildenden beteiligen sich an Teamentwicklungsprozessen und gehen im Team wertschätzend miteinander um	
e)	Die Auszubildenden sind aufmerksam für Spannungen und Konflikte im Team, reflektieren diesbezüglich die eigene Rolle und bringen sich zur Bewältigung von Spannungen und Konflikten konstruktiv ein	
f)	Die Auszubildenden bringen die berufsfachliche Sichtweise in die interprofessionelle Kommunikation ein und kommunizieren fachsprachlich	
g)	Die Auszubildenden beteiligen sich im Team an der Einarbeitung neuer Kolleginnen und Kollegen, leiten Auszubildende an und beraten Teammitglieder bei fachlichen Fragestellungen	
h)	Die Auszubildenden kennen die speziellen Abläufe und Organisationsstrukturen im anästhesiologischen Versorgungsbereich und wirken bei der anästhesiologischen Versorgung von Patientinnen und Patienten aller Altersstufen mit	Die Auszubildenden kennen die speziellen Abläufe und Organisationsstrukturen im operativen Versorgungsbereich und wirken bei der perioperativen Versorgung von Patientinnen und Patienten aller Altersstufen mit

dungs- und berufsbezogenen Rechte und Pflichten aus

b) Die Auszubildenden kennen das deutsche Gesundheitswesen in seinen wesentlichen Strukturen, erfassen Entwicklungen in diesem Bereich und schätzen die Folgen für den eigenen Beruf ein

c) Die Auszubildenden berücksichtigen im Arbeitsprozess Versorgungskontexte und Systemzusammenhänge und beachten ökonomische und ökologische Prinzipien.

d) Die Auszubildenden verstehen Qualitätsentwicklung und -sicherung als rechtlich verankertes und interdisziplinäres An-

liegen, wirken an der Entwicklung von qualitätssichernden Maßnahmen mit und integrieren Anforderungen der internen und externen Qualitätssicherung und des Risikomanagements in das berufliche Handeln

e) Die Auszubildenden erkennen unerwünschte Ereignisse und Fehler, nehmen sicherheitsrelevante Ereignisse wahr und nutzen diese Erkenntnisse für die Verbesserung der Patientensicherheit, kennen Berichtssysteme zur Meldung und setzen diese gezielt ein

f) Die Auszubildenden kennen anfallende Dokumentationspflichten und führen diese eigenständig und fach- und zeitgerecht durch

g) Die Auszubildenden kennen die berufsbezogene Bedeutung des Datenschutzes und der Datensicherheit und berücksichtigen diese in ihrer Tätigkeit

6. *Mit Patientinnen und Patienten aller Altersstufen und deren Bezugspersonen unter Berücksichtigung soziologischer, psychologischer, kognitiver, kultureller und ethischer Aspekte kommunizieren und interagieren (120 h)*

a) Die Auszubildenden richten Kommunikation und Interaktion an Grundlagen aus Psychologie und Soziologie aus und orientieren sich an berufsethischen Werten

b) Die Auszubildenden gestalten professionelle Beziehungen mit Patientinnen und Patienten aller Altersstufen, die von Empathie und Wertschätzung gekennzeichnet und auch bei divergierenden Zielsetzungen oder Sichtweisen verständigungsorientiert gestaltet sind

c) Die Auszubildenden nehmen die psychischen, kognitiven und physischen Bedürfnisse und Ressourcen von Patientinnen und Patienten aller Altersstufen sowie von deren Bezugspersonen individuell und situationsbezogen wahr, richten ihr Verhalten und Handeln danach aus und berücksichtigen dabei auch geschlechtsbezogene und soziokulturelle Aspekte

d) Die Auszubildenden beachten die besonderen Bedürfnisse von sterbenden Patientinnen und Patienten aller Altersstufen sowie ihrer Angehörigen

e) Die Auszubildenden erkennen Kommunikationsbarrieren und setzen auch unter Nutzung nonverbaler Möglichkeiten unterstützende und kompensierende Maßnahmen ein

f) Die Auszubildenden informieren und beraten bei Bedarf Patientinnen und Patienten aller Altersstufen sowie deren Bezugspersonen im beruflichen Kontext

7. *In lebensbedrohlichen Krisen- und Katastrophensituationen zielgerichtet handeln (40 h)*

a) Die Auszubildenden erkennen frühzeitig lebensbedrohliche Situationen, treffen erforderliche Interventionsentscheidungen und leiten lebenserhaltende Sofortmaßnahmen

nach den geltenden Richtlinien bis zum Eintreffen der Ärztin oder des Arztes ein

b) Die Auszubildenden wirken interprofessionell und interdisziplinär bei der weiteren Notfallversorgung von Patientinnen und Patienten aller Altersstufen mit

c) Die Auszubildenden erkennen Notsituationen in ambulanten und stationären Gesundheitseinrichtungen und wirken bei der Umsetzung von Notfall- und Katastrophenplänen mit

d) Die Auszubildenden wirken in Not- und Katastrophensituationen bei der Versorgung gefährdeter Patientinnen und Patienten aller Altersstufen mit

8. *Hygienische Arbeitsweisen umfassend beherrschen und beachten (140 h)*

a) Die Auszubildenden verstehen die Notwendigkeit der allgemeinen- und der Krankenhaushygiene einschließlich betrieblich-organisatorischer und baulich-funktioneller Maßnahmen als wesentliche Grundlage ihrer beruflichen Tätigkeit

b) Die Auszubildenden kennen die jeweils aktuellen evidenzbasierten und rechtlich verbindlichen Hygienerichtlinien, beachten umfassend die jeweils berufsfeldspezifischen Anforderungen der Hygiene im ambulanten und stationären Bereich und wirken verantwortlich an der Infektionsprävention mit

c) Die Auszubildenden beherrschen und setzen die jeweiligen hygienischen Vorgaben und Arbeitsweisen in sterilen und unsterilen Tätigkeitsbereichen einschließlich dem Umgang mit Sterilgut um und greifen gegebenenfalls korrigierend ein

d) Die Auszubildenden arbeiten sach- und fachgerecht Medizinprodukte im Tätigkeitsfeld der Sterilgutaufbereitung und –versorgung nach den Vorgaben geltender Rechtsnormen, Herstellerangaben, Richtlinien und Standards auf und führen sie einer sach- und fachgerechten Lagerung zu

e) Die Auszubildenden gewährleisten in Zusammenarbeit mit anderen Berufsgruppen die Sicherung der Sterilgutversorgung

f) Die Auszubildenden reflektieren auf Grundlage relevanter Rechtsvorschriften, insbesondere aus den Bereichen des Infektionsschutzes und des Arbeitsschutzes, die berufsspezifischen Arbeitsabläufe und wenden diese situationsbezogen unter Berücksichtigung des Fremd- und Eigenschutzes sicher an

9. Der neunte Kompetenzschwerpunkt dient zur freien Verfügung (200 h) Dem neunten Kompetenzschwerpunkt ist innerhalb der ATA-OTA-APrV nichts zugewiesen und steht Ihnen zur freien Verfügung. Hier könnten schulintern zum Beispiel Prüfungsformen zur Anwendung kommen.

Bedeutung für die Lehre
Die Herausforderung für Sie als Lehrkraft wird es sein, dass für beide Ausbildungen eine Ausbildungs- und Prüfungsverordnung mit gemeinsamen Kompetenzschwerpunkten vorliegt. Im theoretischen und praktischen Unterricht müssen allerdings die unterschiedlich geforderten Tätigkeitsbeschreibungen innerhalb der Kompetenzschwerpunkte gemäß der ATA-OTA-APrV vermittelt werden. Dieses setzt voraus, dass gemeinsame Lernsituationen (ATA und OTA) sowie getrennte Lernsituationen (nur ATA oder OTA) kreiert werden. Dieses ist bei der Erstellung von Klausuren zu berücksichtigen.

Beispiel

Wenn Sie die gemeinsamen und unterschiedlichen Tätigkeitsbeschreibungen näher betrachten, können Ihnen diese einen Hinweis auf die Möglichkeit von gemeinsamem und getrenntem Unterricht geben. Demzufolge ist es möglich, die Kompetenzschwerpunkte vier bis sieben im gemeinsamen Unterricht zu fördern. Auch im dritten Kompetenzschwerpunkt gibt es die Möglichkeit des gemeinsamen Unterrichts, da es nur eine Unterscheidung gibt. Anders verhält es sich innerhalb der Kompetenzschwerpunkte eins und zwei. Hier gilt es zu überlegen, die Auszubildenden im Unterricht zu trennen. Wenn Sie sich jetzt fragen, wie das gehen soll,

dann schauen Sie sich die beispielhafte Lernsituation an. Diese soll Ihnen an dieser Stelle eine Hilfestellung bieten. ◀

2.2 Theoretischer und Praktischer Unterricht

Der Umfang der theoretischen Ausbildung umfasst 2100 h, die praktische Ausbildung 2500 h. Der theoretische Unterricht findet in staatlich anerkannten ATA/OTA Schulen statt. Die praktische Ausbildung findet in Pflicht- und Wahlpflichteinsatzgebieten sowie in Versorgungs- und Funktionsbereichen statt.

Theoretische Ausbildung
Innerhalb der theoretischen Ausbildung sind die Unterrichtsinhalte an die Kompetenzschwerpunkte und den Ausbildungszielen anzulehnen. Die jeweilige ATA/OTA Schule muss den Auszubildenden für jedes Ausbildungsdrittel ein Jahreszeugnis ausstellen, die sich aus den Einzelnoten des theoretischen und praktischen Unterrichts bildet. Sind die Ausbildungsziele erreicht, kann die staatliche Prüfung abgelegt werden.

▶   Um die notwendige berufliche Handlungskompetenz zu erreichen, ist eine enge Verzahnung zwischen Theorie und Praxis unumgänglich.

- Die staatliche Prüfung umfasst einen schriftlichen, einen mündlichen und einen praktischen Teil.
- Der **schriftliche Teil** besteht aus drei Aufsichtsarbeiten, in denen die Auszubildenden ihre Fachkompetenz aus den Kompetenzschwerpunkten 1, 2, 5 und 8 nachzuweisen haben.
- Die anderen Kompetenzschwerpunkte werden zukünftig Inhalte des **mündlichen Teils** sein. Auf Grundlage einer komplexen Aufgabenstellung müssen die Auszubildenden mündlich ihre Fachkompetenz aus den Kompetenzschwerpunkten 3, 4 und 6 nachweisen.

Tab. 2.4 Übersicht der zu überprüfenden Kompetenzschwerpunkte innerhalb der staatlichen Prüfung

	Schriftlicher Teil	Mündlicher Teil	Praktischer Teil
Kompetenzschwerpunkte	1, 2, 5, 8	3, 4, 6	alle

- Der Kompetenzschwerpunkt 7 ist weder im schriftlichen noch im mündlichen Teil der Prüfung berücksichtigt. Dieser findet sich im **praktischen Teil** wieder, denn hierbei müssen die Auszubildenden beweisen, dass sie Maßnahmen planen, organisieren, durchführen und begründen können.

Die folgende Tab. 2.4 gibt Ihnen nochmal eine orientierende Übersicht der zu überprüfenden Kompetenzschwerpunkte innerhalb der staatlichen Prüfung.

▶   Die Abschlussprüfungen sind bestanden, wenn alle Prüfungsteile mit mindestens ausreichend absolviert worden sind.

Sollte im schriftlichen Teil eine der drei Aufsichtsarbeiten nicht bestanden worden sein, kann diese einmal wiederholt werden. Bei Nichtbestehen des mündlichen Teils kann auch dieser Teil der komplexen Aufgabenstellung einmal wiederholt werden. Dieses trifft auch auf die praktische Prüfung zu.

Praktische Ausbildung
Innerhalb der praktischen Ausbildung ist die Anzahl der Praxisbegleitung klar definiert (§ 10 APrV). So müssen Sie als Lehrkraft mindestens drei Besuche im Rahmen der allgemeinen Pflichteinsätze, zwei Besuche im Rahmen der Pflichteinsätze in Funktions- und Versorgungsbereichen und ein Besuch im Rahmen der Wahlpflichteinsätze einplanen. Doch was verbirgt sich hinter diesen Einsätzen? Die nachfolgende Übersicht stellt Ihnen dar, welche Versorgungs- und Funktionsbereiche sich hinter den einzelnen Einsätzen verstecken.

Versorgungs- und Funktionsbereiche ATA
Allgemeine Pflichteinsätze
Im Fokus steht hierbei die Anästhesie in
- Viszeralchirurgie,
- Unfallchirurgie oder Orthopädie,
- Gynäkologie oder Urologie
- Ambulante Operationseinheiten
- Aufwacheinheiten

Wahlpflichteinsätze
Im Fokus steht hierbei die Anästhesie in
- Thoraxchirurgie
- Neurochirurgie
- Hals-Nasen-Ohrenheilkunde
- Mund-, Kiefer-, Gesichtschirurgie
- Augenchirurgie
- Gefäßchirurgie
- Pädiatrie und Geburtshilfe
- Funktions- und Versorgungbereiche
- Pflegepraktikum
- Aufbereitungseinheit für Medizinprodukte
- Operationsdienst
- Schmerambulanz
- Notaufnahme und Ambulanz
- Interventionelle Funktionseinheiten wie z. B. Endoskopie

Versorgungs- und Funktionsbereiche OTA
Allgemeine Pflichteinsätze
Im Fokus stehen hierbei die Operationen in
- Viszeralchirurgie,
- Unfallchirurgie oder Orthopädie,
- Gynäkologie oder Urologie
- Ambulante Operationseinheiten

Wahlpflichteinsätze
Im Fokus stehen hierbei die Operationen in
- Thoraxchirurgie
- Neurochirurgie

Tab. 2.5 Unterschiede zwischen DKG-Empfehlung und ATA-OTA-Gesetz

	Änderungen ab dem 01.01.2022	DKG-Empfehlung bis zum 31.12.2021
Probezeit	6 Monate	4 Monate
Gliederung der Ausbildung	2100 Stunden theoretischer und praktischer Unterricht	1600 Stunden
	2500 Stunden in der praktischen Ausbildung	3000 Stunden
Untergliederung	Acht Kompetenzschwerpunkte zur eigenverantwortlichen Durchführung und Mitwirkung	Vier fächerintegrative Lernbereiche mit Lerneinheiten zur verantwortlichen Mitwirkung und Mithilfe
Nachtarbeit	Ab dem 2. AD im Umfang von 80-120 Stunden	Nicht berücksichtigt
Ausgewählte Kernaufgaben	Kulturelle und religiöse Hintergründe im Handeln mit Patienten einbeziehen	Nicht berücksichtigt
	Verantwortung für Lebenslanges Lernen übernehmen	Nicht berücksichtigt
Jahreszeugnisse	Von der Schule für jedes AD auszustellen	Nicht berücksichtigt
Praxisbegleitungen	Mindestens sechs (mindestens drei Besuche im Rahmen der allgemeinen Pflichteinsätze, zwei Besuche im Rahmen Pflichteinsätze in Funktions- und Versorgungsbereichen und ein Besuch im Rahmen der Wahlpflichteinsätze)	Keine Anzahl definiert
Ausbildungsziele Die Farben verdeutlichen Ihnen die bedeutsamen Änderungen	(1) Die Ausbildung zur… vermittelt die für die Berufsausübung […] zur **eigenverantwortlichen Durchführung und zur Mitwirkung**, […] liegenden Lernkompetenzen sowie **der Fähigkeit zum Wissenstransfer und zur Selbstreflexion** […] Die Vermittlung hat entsprechend dem **anerkannten Stand** […] (§7 ATA-OTA-G)	…vermittelt den Schülerinnen entsprechend dem **allgemein anerkannten** […] für die **verantwortliche Mitwirkung** […] Im Mittelpunkt der Aufgabengebiete der OTA/ATA stehen die **Mithilfe** bei der Vorbereitung, Durchführung […]

- Hals-Nasen-Ohrenheilkunde
- Mund-, Kiefer-, Gesichtschirurgie
- Augenchirurgie
- Gefäßchirurgie
- Pädiatrie

Funktions- und Versorgungsbereiche
- Pflegepraktikum
- Aufbereitungseinheit für Medizinprodukte
- Anästhesie
- Notaufnahme und Ambulanz
- Interventionelle Funktionseinheiten wie z. B. Endoskopie

Ein vorab geschalteter Orientierungseinsatz soll in beiden Ausbildungen einen ersten Einblick in das eigene Arbeitsfeld bieten. Durch qualifizierte und gezielte Praxisanleitung sollen die ATA/OTA Auszubildenden über die gesamte Ausbildungszeit innerhalb der praktischen Ausbildung begleitet werden.

Nach bestandener Abschlussprüfung erhalten die ATA/OTA Auszubildenden neben dem Zeugnis auch eine Urkunde über die Erlaubnis zum Führen der Berufsbezeichnung.

Weitere Änderungen
In Tab. 2.5 erhalten Sie eine Übersicht über die weiteren aktuellen Änderungen zwischen den früheren DKG-Empfehlungen und dem aktuellen ATA-OTA-Gesetz.

Was bedeuten diese Änderungen im schulischen Alltag? In Theorie und Praxis sind die Kompetenzen so zu fördern, dass sie der Erreichung der Ausbildungsziele dienen und zudem physisch und psychisch angemessen sind. Mit Lernsituationen können Sie im theoretischen und praktischen Unterricht Kompetenzen so fördern, dass sie eine Komplexitätssteigerung zulassen (Kap. 6). Praxisbegleitungen implizieren automatisch eine Mehrbelastung, weshalb ggf. eine Umstrukturierung in Ihren Schulen stattfinden muss.

Fazit

- Es gibt acht prüfungsrelevante Kompetenzschwerpunkte mit dazugehörigen, teils unterschiedlichen Tätigkeitsbeschreibungen.
- Damit Auszubildende zur eigenverantwortlichen und eigenständigen Durchführung von Tätigkeiten befähigt werden, muss nach den Kompetenzschwerpunkten ausgebildet werden da diese zur Erreichung der Ausbildungsziele dienen.
- Innerhalb der Kompetenzschwerpunkte finden ab jetzt die Situation der Patienten, insbesondere Kulturelle und religiöse Hintergründe, Berücksichtigung.
- Nachtarbeit muss gewährleistet werden.
- Es müssen Jahreszeugnisse ausgestellt werden.

Literatur

Anästhesietechnische- und Operationstechnische-Assistenten-Gesetz (2019). Zugriff am 18.11.2022. Verfügbar unter http://www.gesetze-im-internet.de/ata-ota-g/BJNR276810019.html

Anästhesietechnische- und Operationstechnische-Assistenten-Ausbildungs- und -Prüfungsverordnung (2020). Zugriff am 18.11.2022. Verfügbar unter https://www.gesetze-im-internet.de/ata-ota-aprv/BJNR229510020.html.

Deutsche Krankenhausgesellschaft (2013): *DKG-Empfehlung zur Ausbildung und Prüfung von Operationstechnischen und Anästhesietechnischen Assistentinnen/Assistenten.* Zugriff am 20.08.2021. Verfügbar unter https://www.dkgev.de/fileadmin/default/Mediapool/2_Themen/2.5._Personal_und_Weiterbildung/2.5.12._Aus-__Fort-_und_Weiterbildung_von_Operationstechnischen_und_Anaesesietechnischen_Assistenten/Rechtliche_Grundlagen/DKG-Empfehlung_OTA-ATA_01-01-2014.pdf

Schneider, K. & Hamar, C. (2020 d). Meso- und Mikroebene: Allgemeiner Handlungsleitfaden zur Entwicklung von Curricula für die generalistische Pflegeausbildung. *Unterricht Pflege, 25* (2), 18–50

Empirische Forschungsergebnisse

3

Inhaltsverzeichnis

> Um ein kompetenzorientiertes Curriculum entwickeln zu können, bildet eine empirische Untersuchung des jeweiligen Arbeitsfeldes die Voraussetzung. Aber damit nicht genug, empirische Forschungsergebnisse des Berufsfeldes sollten die Grundlage der Lehrpläne bilden.

Bisher wurden hierzu keine empirischen Grundlagen zu der Ausbildung veröffentlicht. Die Entwicklung der schulinternen Curricula musste also ohne Forschungsergebnisse stattfinden. Es ist davon auszugehen, dass bei einigen Schulen die DKG-Empfehlung wegweisend war bzw. ist.

Rewer legte innerhalb ihrer Bachelorarbeit bereits 2019 den Grundstein dafür, indem sie eine „Berufsfeldanalyse von Operationsfachkräften in ausgewählten Settings" durchführte. Es wurden Operationsfachkräfte (n = 5) drei bis vier Stunden in ihrem Arbeitsalltag beobachtet. Im Anschluss an die protokollierten Beobachtungen wurden die Operationsfachkräfte mithilfe eines Leitfadens interviewt. Durch das fokussierte Interview war es Rewer möglich, das subjektive Erleben der beobachtenden Situation im Vergleich zu dem protokollierten zu erfassen. Die Auswertung der Beobachtungen erfolgte mithilfe einer empirisch begründeten Typenbildung. Die Auswertung der fokussierten Interviews wurden nach Mayring durchgeführt. So war Rewer in der Lage allgemeine, spezielle und herausfordernde Tätigkeiten, Konflikte und wünschenswerte Ausbildungsinhalte von Operationsfachkräften zu ermitteln.

Aufgrund der Pandemie im Frühjahr 2021 war es nicht möglich, eine Erhebung unter den Anästhesiefachkräften vorzunehmen. Deshalb wurden leitfadengestützte Onlineinterviews (n = 3) mit Anästhesiefachkräften geführt, über die es uns möglich war, allgemeine und herausfordernde Tätigkeiten, den Umgang mit Herausforderungen und wünschenswerte Ausbildungsinhalte zu eruieren.

Wie bei Rewer wurden die Ergebnisse der Interviews nach Mayring ausgewertet. Hierbei ist es üblich, die Ergebnisse in Kategorien zu unterteilen. Es konnten insgesamt vier Kategorien ausmacht werden:

1. Oberkategorien

Die Oberkategorie unterteilt die Ergebnisse in *Allgemeine Tätigkeiten, Herausfordernde Tätigkeiten, Mit Herausforderungen umgehen* (nur ATA) und wünschenswerte *Ausbildungsinhalte.*

2. Übergeordnete Tätigkeiten

Die übergeordneten Tätigkeiten orientieren sich an den 33 Ausbildungszielen des ATA-OTA-Gesetzes. So konnten wir sicherstellen, dass alle Ausbildungsziele von uns bedient worden sind.

3. Subkategorie 2 (Kernaufgaben)

Wegweisend war bei der Auswertung von Rewer das Forschungsprojekt „Kompetenzorientiertes und anschlussfähiges Curriculum für Hannover (KraniCH)", das Kernaufgaben für die Pflege definiert. Kernaufgaben stellen einen prozesshaften Charakter und typische Tätigkeiten in der Pflege dar. Rewer hat die Kernaufgaben aus dem Forschungsprojekt KraniCH teilweise übernommen, aber auch neue Kernaufgaben definiert, da es sich um eine andere Berufsgruppe handelte.

Eine typische Kernaufgabe im Berufsfeld ATA/OTA ist beispielsweise das *hygienische Arbeiten.* Diese neu definierten Kernaufgaben konnten im Rahmen unserer Forschung durch weitere Kernaufgaben speziell für ATA ergänzt werden.

4. Subkategorie 3 (Gesprochenes)

Die Kernaussagen der geführten Interviews wurden in der Masterarbeit in Subkategorie 3 (Gesprochenes) festgehalten. Aufgrund der Vielzahl der getroffenen Aussagen, wird diese Subkategorie in diesem Kapitel nicht dargestellt. Zum besseren Verständnis werden ausgewählte Aussagen in Abschn. 3.5 aufgenommen.

Die Ergebnisse der empirischen Forschung (Berufsfeldanalyse und Interviews) stellen wir Ihnen in diesem Kapitel vor. Die Kategoriensysteme werden getrennt nach ATA und OTA dargestellt.

3.1 Empirische Forschungsergebnisse ATA

In der folgenden Tab. 3.1 ist das Kategoriensystem auf Grundlage der ausgewerteten Interviews mit den ATA dargestellt. In dem Kategoriensystem wurden die Oberkategorien, die übergeordneten Tätigkeiten und die Subkategorie 2 (Kernaufgaben) aufgenommen. Dabei wurden folgende Oberkategorien gewählt:

1. **Allgemeine Tätigkeiten**
2. **Herausfordernde Tätigkeiten**
3. **Mit Herausforderungen umgehen**
4. **Ausbildungsinhalte**

3.2 Empirische Forschungsergebnisse OTA

In der folgenden Tab. 3.2 ist das Kategoriensystem auf Grundlage der Berufsfeldanalyse der OTA (Rewer Kap. 1) dargestellt. Es wurden an dieser Stelle die Oberkategorien, die übergeordneten Tätigkeiten und die Subkategorie 2 (Kernaufgaben) aufgenommen.

3.3 Kernaufgaben und übergeordnete Tätigkeiten der „Allgemeinen Tätigkeiten" von ATA und OTA

In der nachfolgenden Tabelle Tab. 3.3 sind alle ermittelten Kernaufgaben mit den dazugehörigen übergeordneten Tätigkeiten der Oberkategorie „Allgemeine Tätigkeiten" für ATA und OTA dargestellt. Es wird ersichtlich, dass ATA und OTA einige **gemeinsame** Kernaufgaben haben, was in **Gelb** dargestellt ist. Sie können der Tab. 3.3 auch entnehmen, dass es sehr viele Kernaufgaben gibt, die nur **ATA,** in **Blau,** oder nur **OTA,** in **Grün,** betreffen. Durch

Tab. 3.1 Kategoriensystem ATA auf Grundlage der Forschungsergebnisse

Allgemeine Tätigkeiten	
Übergeordnete Tätigkeiten	**Subkategorie 2 (Kernaufgaben)**
Eingriffe vor- und nachbereiten	Die Arbeit organisieren
	Hygienisch arbeiten
	Bei der Anästhesievorbereitung mitarbeiten
	Bei der Anästhesienachbereitung mitarbeiten
Patienten versorgen	Bei der Therapie mitarbeiten
	Im Aufwachraum arbeiten
	Beobachten
	Im Team zusammenarbeiten
	Bei der Narkoseausleitung assistieren
	Kommunizieren
	Bei der Anästhesie mitarbeiten
Kommunizieren	Kommunizieren
	Im Team zusammenarbeiten
Eingriffe assistieren	Bei der Anästhesie mitarbeiten
	Bei der Narkoseausleitung assistieren
	Im ambulanten OP arbeiten
In Notfallsituationen handeln	Kommunizieren
	Im Team zusammenarbeiten
Herausfordernde Tätigkeiten	
Übergeordnete Tätigkeiten	**Subkategorie 2 (Kernaufgaben)**
Eingriffe assistieren	Bei der Anästhesie mitarbeiten
	In Notfallsituationen handeln
Patienten versorgen	Im ambulanten OP arbeiten
	Im Aufwachraum arbeiten
	Beobachten
	Kommunizieren
	Bei der Mobilisation unterstützen
	Bei der Therapie mitarbeiten
Eingriffe vor- und nachbereiten	Bei der Anästhesievorbereitung mitarbeiten
In Notfallsituationen handeln	Im Aufwachraum arbeiten
Kommunizieren	Kommunizieren
Mit Herausforderungen umgehen	
Übergeordnete Tätigkeiten	**Subkategorie 2 (Kernaufgaben)**
Eingriffe assistieren	Bei der Therapie mitarbeiten
In Notfallsituationen handeln	Im Aufwachraum arbeiten
	Patienten einschleusen
Ausbildungsinhalte	
Übergeordnete Tätigkeiten	**Subkategorie 2 (Kernaufgaben)**
Eingriffe assistieren	Bei der Therapie mitarbeiten
Kommunizieren	Kommunizieren

Tab. 3.2   Kategoriensystem OTA auf Grundlage der Forschungsergebnisse

Allgemeine Tätigkeiten	
Übergeordnete Tätigkeiten	**Subkategorie 2 (Kernaufgaben)**
Eingriffe vor- und nachbereiten	Hygienisch arbeiten
	Bei der Operationsvorbereitung mitarbeiten
	Bei der Operationsnachbereitung mitarbeiten
	Die Arbeit organisieren
	Dokumentieren
Eingriffe assistieren	Bei der Therapie mitarbeiten
	Dokumentieren
	Bei der Operation mitarbeiten
Patienten versorgen	Bei der Mobilisation unterstützen
	Beobachten
	Kommunizieren
Kommunizieren	Kommunizieren
	Im Team zusammenarbeiten
Herausfordernde Tätigkeiten	
Übergeordnete Tätigkeiten	**Subkategorie 2 (Kernaufgaben)**
Patienten versorgen	Bei der Mobilisation unterstützen
	Kommunizieren
Eingriffe assistieren	In Notfallsituationen handeln
	Bei der Operation mitarbeiten
Ausbildungsinhalte	
Übergeordnete Tätigkeiten	**Subkategorie 2 (Kernaufgaben)**
Eingriffe assistieren	Hygienisch arbeiten
	Bei der Operation mitarbeiten
Eingriffe vor- und nachbereiten	Bei der Therapie mitarbeiten
Patienten versorgen	Kommunizieren
	Bei der Therapie mitarbeiten
Kommunizieren	Kommunizieren

Tab. 3.3 Kernaufgaben und übergeordnete Tätigkeiten der „Allgemeinen Tätigkeiten" von ATA und OTA   Kernaufgaben

Kernaufgaben	Übergeordnete Tätigkeiten ATA	Übergeordnete Tätigkeiten OTA
Die Arbeit organisieren	Eingriffe vor- und nachbereiten	
Bei der Anästhesievorbereitung mitarbeiten	Eingriffe vor- und nachbereiten	
Bei der Anästhesienachbereitung mitarbeiten	Eingriffe vor- und nachbereiten	
Im Aufwachraum arbeiten	Patienten versorgen	
Bei der Therapie mitarbeiten	Patienten versorgen	Eingriffe assistieren
Beobachten	Patienten versorgen	
Im Team zusammenarbeiten	Patienten versorgen / In Notfallsituationen handeln / Kommunizieren	Kommunizieren
Bei der Narkoseausleitung assistieren	Patienten versorgen / Eingriffe assistieren	
Kommunizieren	Patienten versorgen / Kommunizieren / In Notfallsituationen handeln	
Bei der Anästhesie mitarbeiten	Patienten versorgen / Eingriffe assistieren	
Im ambulanten OP arbeiten	Eingriffe assistieren	
Hygienisch arbeiten	Eingriffe vor- und nachbereiten	
Bei der Operationsvorbereitung mitarbeiten		Eingriffe vor- und nachbereiten
Bei der Operationsnachbereitung mitarbeiten		Eingriffe vor- und nachbereiten
Dokumentieren		Eingriffe assistieren / Eingriffe vor- und nachbereiten
Bei der Operation mitarbeiten		Eingriffe assistieren
Bei der Mobilisation unterstützen		Patienten versorgen

Tab. 3.4 Kernaufgaben und übergeordnete Tätigkeiten der „Herausfordernden Tätigkeiten" von ATA und OTA

Kernaufgaben	Übergeordnete Tätigkeiten ATA	Übergeordnete Tätigkeiten OTA
Bei der Anästhesie mitarbeiten	Eingriffe assistieren	
In Notfallsituationen handeln	Eingriffe assistieren	
Im Aufwachraum arbeiten	In Notfallsituationen handeln	
Im ambulanten OP arbeiten	Patienten versorgen	
Beobachten	Patienten versorgen	
Kommunizieren	Patienten versorgen	Patienten versorgen
	Kommunizieren	
	Kommunizieren	
Bei der Therapie mitarbeiten	Patienten versorgen	
Bei der Anästhesievorbereitung mitarbeiten	Eingriffe vor- und nachbereiten	
Bei der Mobilisation unterstützen	Patienten versorgen	
Bei der Operation mitarbeiten		Eingriffe assistieren

die Tabelle wird verdeutlicht, dass es sinnvoll ist, in der Ausbildung neben gemeinsamen auch getrennten, fachspezifischen, Unterricht anzubieten (Abschn. 1.2).

3.4 Kernaufgaben und übergeordnete Tätigkeiten der „Herausfordernden Tätigkeiten" von ATA und OTA

In der nachfolgenden Tabelle Tab. 3.4 sind die Kernaufgaben mit den dazugehörigen übergeordneten Tätigkeiten der Oberkategorie „Herausfordernde Tätigkeiten" für ATA und OTA dargestellt. Es wird ersichtlich, dass es bei den vorliegenden Forschungsergebnissen nur wenige **gemeinsame** Herausforderungen in den Kernaufgaben zu bewältigen gibt. Die Tabelle

verdeutlich, dass **ATA** in ihrem Arbeitsalltag mehr Herausforderungen begegnen als **OTA**.[1]

3.5 Zuordnung der Forschungsergebnisse zu den Kompetenzschwerpunkten

Um sicherzustellen, dass die Ausbildungsziele in der entsprechenden Ausbildungszeit erreicht werden können, ist es notwendig, berufsrelevante Erkenntnisse auf Grundlage der Kompetenzschwerpunkte der APrV, ein-

---

[1] Aufgrund der geringen Anzahl an Probanden, können sich diese Ergebnisse bei größeren Probandengruppen noch relativieren.

zubeziehen. Die ermittelten Kernaufgaben (Abschn. 3.1 und 3.2) bilden die Grundlage für die Entwicklung authentischer Lernsituationen (Abschn. 6.4). Aufgrund dessen werden ausgewählte Kernaufgaben an dieser Stelle den Kompetenzschwerpunkten für ATA und OTA zugeordnet. Da wir eine Vielzahl an Ergebnissen ermitteln konnten, werden an dieser Stelle nur wenige Kernaufgaben den Kompetenzschwerpunkten zugeordnet.

3.5.1 Zuordnung der „Allgemeinen Tätigkeiten" zu den Kompetenzschwerpunkten ATA

In den Tabellen Tab. 3.5, 3.6, 3.7, 3.8, 3.9 und 3.10 sind die „Allgemeinen Tätigkeiten" mit ausgewählten übergeordneten Tätigkeiten und Kernaufgaben zugeordnet zu den Kompetenzschwerpunkten dargestellt. Um Ihnen die Zuordnung zu verdeutlichen sind die Aussagen (Subkategorie 3 (Gesprochenes)) mitaufgenommen worden.

3.5.2 Zuordnung der „Herausfordernden Tätigkeiten" zu den Kompetenzschwerpunkten ATA

In den Tabellen Tab. 3.11, 3.12, 3.13, 3.14 und 3.15 sind die „Herausfordernden Tätigkeiten" mit ausgewählten übergeordneten Tätigkeiten und Kernaufgaben zugeordnet zu den Kompetenzschwerpunkten dargestellt. Um Ihnen die Zuordnung zu verdeutlichen sind auch hier die Aussagen (Subkategorie 3 (Gesprochenes)) mitaufgenommen worden.

3.5.3 Zuordnung der „Allgemeinen Tätigkeiten" zu den Kompetenzschwerpunkten OTA

In den nachfolgenden Tabellen Tab. 3.16, 3.17, 3.18, 3.19 und 3.20, sind die „Allgemeinen Tätigkeiten" mit ausgewählten übergeordneten Tätigkeiten und Kernaufgaben zugeordnet zu den Kompetenzschwerpunkten dargestellt. Um Ihnen die Zuordnung zu verdeutlichen sind wie bei ATA auch hier die Aussagen (Subkategorie 3 (Gesprochenes)) mitaufgenommen worden.

3.5.4 Zuordnung der „Herausfordernden Tätigkeiten" zu den Kompetenzschwerpunkten OTA

In den nachfolgenden Tabellen Tab. 3.21, 3.22, 3.23, 3.24, 3.25, 3.26 und 3.27 sind die „Herausfordernden Tätigkeiten" mit übergeordneten Tätigkeiten und Kernaufgaben zugeordnet zu den Kompetenzschwerpunkten dargestellt. Um Ihnen die Zuordnung zu verdeutlichen sind auch hier die Aussagen (Subkategorie 3 (Gesprochenes)) mitaufgenommen worden.

Tab. 3.5 Zuordnung der „Allgemeinen Tätigkeiten" zum Kompetenzschwerpunkt 1 ATA

1. Berufsbezogene Aufgaben im ambulanten und stationären Bereich eigenverantwortlich planen und strukturiert ausführen		
Die Auszubildenden		
a) verstehen die Sicherstellung der Patientensicherheit als professionsübergreifende Aufgabe und übernehmen dazu die Verantwortung für den eigenen Aufgabenbereich		
Übergeordnete Tätigkeiten	**Kernaufgaben**	**Subkategorie 3 (Gesprochenes)**
Patienten versorgen	Bei der Narkoseausleitung assistieren	Als ATA die Patientensicherheit während der Ausleitung gewährleisten.
	Beobachten	Als ATA narkotisierte Patienten beobachten.
		Als ATA den Zustand von Patienten einschätzen.
Die Auszubildenden		
b) unterstützen und überwachen fachgerecht Patientinnen und Patienten aller Altersstufen vor, während und nach anästhesiologischen Maßnahmen unter Berücksichtigung ihrer individuellen physischen, kognitiven und psychischen Situation und führen fachgerecht Prophylaxen durch		
Übergeordnete Tätigkeiten	**Kernaufgaben**	**Subkategorie 3 (Gesprochenes)**
Patienten versorgen	Kommunizieren	Als ATA präoperativ die Identität von Patienten überprüfen.
	Bei der Therapie mitarbeiten	Als ATA den Patienten auf Nüchternheit und Allergien kontrollieren.
		Als ATA den Patienten präoperativ verkabeln.
		Als ATA den Patienten in der Narkoseeinleitung begleiten.
		Als ATA die Kreislaufparameter des Patienten überwachen.
		Als ATA das Monitoring intraoperativ überwachen.
		Als ATA intraoperativ die Beatmung des Patienten überwachen.

(Fortsetzung)

Tab. 3.5 (Fortsetzung)

| Eingriffe assistieren | Bei der Anästhesie mitarbeiten | Als ATA bei der Narkose, Narkoseweiterführung und Rüberfahren des Patienten in den AWR assistieren. |

Die Auszubildenden

c) überwachen und unterstützen postoperativ und postanästhesiologisch eigenständig Patientinnen und Patienten aller Altersstufen in Aufwacheinheiten, beurteilen kontinuierlich gewonnene Parameter und Erkenntnisse, erkennen frühzeitig lebensbedrohliche Situationen und reagieren situativ angemessen

Übergeordnete Tätigkeiten	Kernaufgaben	Subkategorie 3 (Gesprochenes)
Patienten versorgen	Bei der Therapie mitarbeiten	Als ATA den Patienten nach Beendigung der Narkose ausschleusen.
Eingriffe assistieren	Bei der Narkoseausleitung assistieren	Als ATA die Larynxmaske entfernen und die Atmung des Patienten überprüfen.

Die Auszubildenden

d) kennen Medikamente umfassend, die zur und im Rahmen der Anästhesie angewendet werden, sowie anästhesiologische Verfahren und Maßnahmen einschließlich deren Abläufe und mögliche Komplikationen

Übergeordnete Tätigkeiten	Kernaufgaben	Subkategorie 3 (Gesprochenes)
Eingriffe vor- und nachbereiten	Bei der Anästhesievorbereitung mitarbeiten	Als ATA die Medikamente richten und BTM kontrollieren.
		Als ATA die Infusionsbraunüle sowie Infusion richten.
Patienten versorgen	Bei der Therapie mitarbeiten	Als ATA die Prämedikation bei unruhigen Patienten anpassen.
Eingriffe assistieren	Bei der Anästhesie mitarbeiten	Als ATA die Narkosemedikamente spritzen.

Die Auszubildenden

e) bereiten eigenständig geplant und strukturiert anästhesiologische Maßnahmen in unterschiedlichen operativen und diagnostischen Bereichen auch unter Nutzung von Standards und Checklisten vor

Übergeordnete Tätigkeiten	Kernaufgaben	Subkategorie 3 (Gesprochenes)
		Als ATA den Einleitungsraum vorbereiten.

(Fortsetzung)

Tab. 3.5   (Fortsetzung)

		Als ATA den Einleitungsraum für die nachfolgende Operation vorbereiten.
Eingriffe vor- und nachbereiten	Bei der Anästhesievorbereitung mitarbeiten	Als ATA die Infusionen, den Tubus und die Larynxmaske bereitlegen.
		Als ATA die Narkosen für Kinder vorbereiten.
		Als ATA das Monitor-Equipment und Medikamente vorbereiten.
		Als ATA präoperativ Material auffüllen.

Die Auszubildenen

f) assistieren geplant und strukturiert auf Grundlage von medizinischen Erkenntnissen und relevanten Kenntnissen von Bezugswissenschaften wie Naturwissenschaften, Anatomie, Physiologie, allgemeiner und spezieller Krankheitslehre und medizinischer Mikrobiologie bei anästhesiologischen Verfahren und Maßnahmen in den verschiedenen operativen und diagnostischen Bereichen

Übergeordnete Tätigkeiten	Kernaufgaben	Subkategorie 3 (Gesprochenes)
Eingriffe assistieren	Bei der Anästhesie mitarbeiten	Als ATA bei Sectios und Notsectios assistieren.
	Im ambulanten OP arbeiten	Als ATA unter Zeitdruck arbeiten.

Die Auszubildenden

h) bereiten fachkundig anästhesiologische Verfahren und Maßnahmen nach, die auch Prozeduren der Reinigung und Aufrüstung des Arbeitsplatzes einschließlich deren Überwachung bei der Ausführung durch Dritte sowie die Organisation des Patientenwechsels umfassen

Übergeordnete Tätigkeiten	Kernaufgaben	Subkategorie 3 (Gesprochenes)
Eingriffe vor- und nachbereiten	Bei der Anästhesienachbereitung mitarbeiten	Als ATA den Narkosewagen auffüllen.
		Als ATA den Arbeitsplatz aufräumen, auffüllen und desinfizieren.

Die Auszubildenden

i) führen zielgerichtet Übergabe- und Übernahmegespräche einschließlich des präzisen Beschreibens und der Dokumentation des gesundheitlichen Zustands und dessen Verlaufs von Patientinnen und Patienten aller Altersstufen.

(Fortsetzung)

Tab. 3.5 (Fortsetzung)

Übergeordnete Tätigkeiten	Kernaufgaben	Subkategorie 3 (Gesprochenes)
Patienten versorgen	Im Aufwachraum arbeiten	Als ATA die Übergabe im Aufwachraum durchführen.

Die Auszubildenden

j) verfügen über fachspezifisches Wissen mit Blick auf medizinisch-technische Geräte, Medizinprodukte, Instrumente sowie Arzneimittel im Einsatzkontext, gehen sachgerecht mit ihnen um und berücksichtigen dabei die rechtlichen Vorgaben für den Umgang,

Übergeordnete Tätigkeiten	Kernaufgaben	Subkategorie 3 (Gesprochenes)
Eingriffe vor- und nachbereiten	Bei der Anästhesievorbereitung mitarbeiten	Als ATA die Medizinprodukte kontrollieren (Narkosewagen).
		Als ATA die Funktionskontrolle von Medizinisch-Technischen-Geräten durchführen (Narkosegerät).

Tab. 3.6 Zuordnung der „Allgemeinen Tätigkeiten" zum Kompetenzschwerpunkt 3 ATA

3. Interdisziplinäres und interprofessionelles Handeln verantwortlich mitgestalten		
Die Auszubildenden a) sind sich der Bedeutung von Abstimmungs- und Koordinierungsprozessen in Teams bewusst, kennen und beachten die jeweils unterschiedlichen Verantwortungs- und Aufgabenbereiche und grenzen diese begründet mit dem eigenen Verantwortungs- und Aufgabenbereich ab		
Übergeordnete Tätigkeiten	**Kernaufgaben**	**Subkategorie 3 (Gesprochenes)**
Eingriffe vor- und nachbereiten	Die Arbeit organisieren	Als ATA den Tagdienst planen.
		Als ATA die OP-Säle und den Aufwachraum einteilen.
		Als ATA eine Dienstbesprechung durchführen.
Die Auszubildenden b) übernehmen Mitverantwortung bei der interdisziplinären und interprofessionellen Behandlung und Versorgung von Patientinnen und Patienten aller Altersstufen und unterstützen die Sicherstellung der Versorgungskontinuität an interprofessionellen und institutionellen Schnittstellen		
Übergeordnete Tätigkeiten	**Kernaufgaben**	**Subkategorie 3 (Gesprochenes)**
Eingriffe vor- und nachbereiten	Bei der Anästhesienachbereitung mitarbeiten	Als ATA die Operationsfachkräfte beim Aufräumen unterstützen.
	Im Team zusammenarbeiten	Als ATA die Patienten gemeinsam mit Operationsfachkräften lagern.
		Als ATA die Operationsfachkräfte bei dem Ein- und Ausschleusen von Patienten unterstützen.
Kommunizieren	Im Team zusammenarbeiten	Als ATA interdisziplinär arbeiten.
		Als ATA gemachte Fehler im Team offen kommunizieren.
Die Auszubildenden c) übernehmen Mitverantwortung für die Organisation und Gestaltung gemeinsamer Arbeitsprozesse auch im Hinblick auf Patientenorientierung und -partizipation		
Übergeordnete Tätigkeiten	**Kernaufgaben**	**Subkategorie 3 (Gesprochenes)**
Patienten versorgen	Die Arbeit organisieren	Als ATA das Einschleusen von Patienten koordinieren.

(Fortsetzung)

Tab. 3.6   (Fortsetzung)

Die Auszubildenden

e) sind aufmerksam für Spannungen und Konflikte im Team, reflektieren diesbezüglich die eigene Rolle und bringen sich zur Bewältigung von Spannungen und Konflikten konstruktiv ein

Übergeordnete Tätigkeiten	Kernaufgaben	Subkategorie 3 (Gesprochenes)
Kommunizieren	Im Team zusammenarbeiten	Als ATA die Konfliktgespräche führen.
		Als ATA mit dem Anästhesisten Unklarheiten klären.

Die Auszubildenden

f) bringen die berufsfachliche Sichtweise in die interprofessionelle Kommunikation ein und kommunizieren fachsprachlich

Übergeordnete Tätigkeiten	Kernaufgaben	Subkategorie 3 (Gesprochenes)
Kommunizieren	Im Team zusammenarbeiten	Als ATA mit dem Operateur kommunizieren.

Tab. 3.7   Zuordnung der „Allgemeinen Tätigkeiten" zum Kompetenzschwerpunkt 4 ATA

4. Verantwortung für die Entwicklung der eigenen Persönlichkeit übernehmen (lebenslanges Lernen), berufliches Selbstverständnis entwickeln und berufliche Anforderungen bewältigen

Die Auszubildenden

a) verstehen den Beruf in seiner Eigenständigkeit, positionieren ihn im Kontext der Gesundheitsfachberufe, entwickeln unter Berücksichtigung berufsethischer und eigener ethischer Überzeugungen ein eigenes berufliches Selbstverständnis und bringen sich kritisch in die Weiterentwicklung des Berufs ein.

Übergeordnete Tätigkeiten	Kernaufgaben	Subkategorie 3 (Gesprochenes)
Eingriffe vor- und nachbereiten	Die Arbeit organisieren	Als ATA im Bereitschaftsdienst arbeiten.

Die Auszubildenden

d) reflektieren persönliche und berufliche Herausforderungen in einem fortlaufenden, auch im zunehmenden Einsatz digitaler Technologien begründeten, grundlegenden Wandel der Arbeitswelt und leiten daraus ihren Lernbedarf ab

Übergeordnete Tätigkeiten	Kernaufgaben	Subkategorie 3 (Gesprochenes)
Kommunizieren	Im Team zusammenarbeiten	Als ATA unerwünschte Ereignisse nicht reflektieren können.

Tab. 3.8   Zuordnung der „Allgemeinen Tätigkeiten" zum Kompetenzschwerpunkt 6 ATA

6. Mit Patientinnen und Patienten aller Altersstufen und deren Bezugspersonen unter Berücksichtigung soziologischer, psychologischer, kognitiver, kultureller und ethischer Aspekte kommunizieren und interagieren		
Die Auszubildenden		
a) richten Kommunikation und Interaktion an Grundlagen aus Psychologie und Soziologie aus und orientieren sich an berufsethischen Werten		
Übergeordnete Tätigkeiten	**Kernaufgaben**	**Subkategorie 3 (Gesprochenes)**
Kommunizieren	Kommunizieren	Als ATA mit Patienten beim Einschleusen kommunizieren.
Die Auszubildenden		
b) gestalten professionelle Beziehungen mit Patientinnen und Patienten aller Altersstufen, die von Empathie und Wertschätzung gekennzeichnet und auch bei divergierenden Zielsetzungen oder Sichtweisen verständigungsorientiert gestaltet sind		
Übergeordnete Tätigkeiten	**Kernaufgaben**	**Subkategorie 3 (Gesprochenes)**
Patienten versorgen	Bei der Anästhesie mitarbeiten	Als ATA Kinder 1:1 betreuen.
	Bei der Therapie mitarbeiten	Als ATA den ganzen Menschen betrachten.
Die Auszubildenden		
c) nehmen die psychischen, kognitiven und physischen Bedürfnisse und Ressourcen von Patientinnen und Patienten aller Altersstufen sowie von deren Bezugspersonen individuell und situationsbezogen wahr, richten ihr Verhalten und Handeln danach aus und berücksichtigen dabei auch geschlechtsbezogene und soziokulturelle Aspekte		
Übergeordnete Tätigkeiten	**Kernaufgaben**	**Subkategorie 3 (Gesprochenes)**
Patienten versorgen	Beobachten	Als ATA den Zustand von sedierten und ängstlichen Patienten einschätzen.
Kommunizieren	Kommunizieren	Als ATA mit ängstlichen Patienten kommunizieren.
Patienten versorgen		Als ATA prämedizierte Patienten betreuen.

Tab. 3.9 Zuordnung der „Allgemeinen Tätigkeiten" zum Kompetenzschwerpunkt 7 ATA

7. In lebensbedrohlichen Krisen- und Katastrophensituationen zielgerichtet handeln		
Die Auszubildenden		
b) wirken interprofessionell und interdisziplinär bei der weiteren Notfallversorgung von Patientinnen und Patienten aller Altersstufen mit		
Übergeordnete Tätigkeiten	**Kernaufgaben**	**Subkategorie 3 (Gesprochenes)**
Kommunizieren	Im Team zusammenarbeiten	Als ATA in Notfallsituationen kommunizieren.
In Notfallsituationen handeln	Kommunizieren	Als ATA in Notfallsituationen mit Operationsfachkräften kommunizieren.
	Im Team zusammenarbeiten	Als ATA in Stress und Notfallsituationen mit Operationsfachkräften zusammenarbeiten.

Tab. 3.10 Zuordnung der „Allgemeinen Tätigkeiten" zum Kompetenzschwerpunkt 8 ATA

8. Hygienische Arbeitsweisen umfassend beherrschen und beachten		
Die Auszubildenden		
b) kennen die jeweils aktuellen evidenzbasierten und rechtlich verbindlichen Hygienerichtlinien und beachten umfassend die jeweils berufsfeldspezifischen Anforderungen der Hygiene im ambulanten und stationären Bereich und wirken verantwortlich an der Infektionsprävention mit		
Übergeordnete Tätigkeiten	**Kernaufgaben**	**Subkategorie 3 (Gesprochenes)**
Eingriffe vor- und nachbereiten	Hygienisch arbeiten	Als ATA vor Dienstbeginn Bereichskleidung anlegen.

Tab. 3.11 Zuordnung der „Herausfordernden Tätigkeiten" zum Kompetenzschwerpunkt 1 ATA

1. Berufsbezogene Aufgaben im ambulanten und stationären Bereich eigenverantwortlich planen und strukturiert ausführen		
Die Auszubildenden b) unterstützen und überwachen fachgerecht Patientinnen und Patienten aller Altersstufen vor, während und nach anästhesiologischen Maßnahmen unter Berücksichtigung ihrer individuellen physischen, kognitiven und psychischen Situation und führen fachgerecht Prophylaxen durch		
Übergeordnete Tätigkeiten	**Kernaufgaben**	**Subkategorie 3 (Gesprochenes)**
Patienten versorgen	Bei der Mobilisation unterstützen	Als ATA Kinder mit Frakturen und Schmerzen einschleusen.
	Beobachten	Als ATA den Zustand ängstlicher und sedierter Patienten einschätzen.
Die Auszubildenden c) überwachen und unterstützen postoperativ und postanästhesiologisch eigenständig Patientinnen und Patienten aller Altersstufen in Aufwacheinheiten, beurteilen kontinuierlich gewonnene Parameter und Erkenntnisse, erkennen frühzeitig lebensbedrohliche Situationen und reagieren situativ angemessen		
Übergeordnete Tätigkeiten	**Kernaufgaben**	**Subkategorie 3 (Gesprochenes)**
Patienten versorgen	Im Aufwachraum arbeiten	Als ATA die Patienten im AWR allein versorgen.
		Als ATA im AWR viele Patienten zeitgleich betreuen und allein verantwortlich sein.
		Als ATA den AWR als größte Herausforderung erleben.
		Als ATA im AWR unter Zeitdruck arbeiten.
		Als ATA den AWR als laut erleben.
		Als ATA im AWR den Überblick über viele Patienten behalten.
Die Auszubildenden f) assistieren geplant und strukturiert auf Grundlage von medizinischen Erkenntnissen und relevanten Kenntnissen von Bezugswissenschaften wie Naturwissenschaften, Anatomie, Physiologie, allgemeiner und spezieller Krankheitslehre und medizinischer Mikrobiologie bei anästhesiologischen Verfahren und Maßnahmen in den verschiedenen operativen und diagnostischen Bereichen		

(Fortsetzung)

Tab. 3.11 (Fortsetzung)

Übergeordnete Tätigkeiten	Kernaufgaben	Subkategorie 3 (Gesprochenes)
Eingriffe assistieren	Bei der Anästhesie mitarbeiten	Als ATA bei mehreren kleinen Eingriffen assistieren und dabei unter Zeitdruck geraten.
Patienten versorgen	Im ambulanten OP arbeiten	Als ATA im ambulanten OP aufgrund hoher Fluktuation Zeitdruck erleben.
Eingriffe vor- und nachbereiten	Bei der Anästhesievorbereitung mitarbeiten	Als ATA durch zeitgleich anfallende Aufgaben unter Stress geraten.
Die Auszubildenden h) bereiten fachkundig anästhesiologische Verfahren und Maßnahmen nach, die auch Prozeduren der Reinigung und Aufrüstung des Arbeitsplatzes einschließlich deren Überwachung bei der Ausführung durch Dritte sowie die Organisation des Patientenwechsels umfassen		
Übergeordnete Tätigkeiten	**Kernaufgaben**	**Subkategorie 3 (Gesprochenes)**
Patienten versorgen	Im Aufwachraum arbeiten	Als ATA bei vielen Operationen freie Aufwachraumplätze organisieren.

Tab. 3.12 Zuordnung der „Herausfordernden Tätigkeiten" zum Kompetenzschwerpunkt 2 ATA

2. Bei der medizinischen Diagnostik und Therapie mitwirken und ärztliche Anordnungen eigenständig durchführen		
Die Auszubildenden c) kennen und berücksichtigen alle relevanten rechtlichen Aspekte im Zusammenhang mit der eigenständigen Durchführung ärztlicher Anordnungen		
Übergeordnete Tätigkeiten	**Kernaufgaben**	**Subkategorie 3 (Gesprochenes)**
Eingriffe assistieren	Bei der Anästhesie mitarbeiten	Als ATA den Patienten allein ohne ärztliche Unterstützung überwachen.

Tab. 3.13 Zuordnung der „Herausfordernden Tätigkeiten" zum Kompetenzschwerpunkt 3 ATA

3. Interdisziplinäres und interprofessionelles Handeln verantwortlich mitgestalten		
Die Auszubildenden a) sind sich der Bedeutung von Abstimmungs- und Koordinierungsprozessen in Teams bewusst, kennen und beachten die jeweils unterschiedlichen Verantwortungs- und Aufgabenbereiche und grenzen diese begründet mit dem eigenen Verantwortungs- und Aufgabenbereich ab		
Übergeordnete Tätigkeiten	**Kernaufgaben**	**Subkategorie 3 (Gesprochenes)**
Eingriffe vor- und nachbereiten	Bei der Anästhesievorbereitung mitarbeiten	Als ATA bei unplanmäßigem Einschleusen Tätigkeiten unterbrechen und unter Stress geraten.
Kommunizieren	Kommunizieren	Als ATA mit unterschiedlichen Anästhesisten arbeiten.

Tab. 3.14 Zuordnung der „Herausfordernden Tätigkeiten" zum Kompetenzschwerpunkt 6 ATA

6. Mit Patientinnen und Patienten aller Altersstufen und deren Bezugspersonen unter Berücksichtigung soziologischer, psychologischer, kognitiver, kultureller und ethischer Aspekte kommunizieren und interagieren		
Die Auszubildenden b) gestalten professionelle Beziehungen mit Patientinnen und Patienten aller Altersstufen, die von Empathie und Wertschätzung gekennzeichnet und auch bei divergierenden Zielsetzungen oder Sichtweisen verständigungsorientiert gestaltet sind		
Übergeordnete Tätigkeiten	**Kernaufgaben**	**Subkategorie 3 (Gesprochenes)**
Patienten versorgen	Kommunizieren	Als ATA die Betreuung ängstlicher und sedierter Kinder als herausfordernd erleben.
Patienten versorgen	Bei der Therapie mitarbeiten	Als ATA die Patienten unter Zeitdruck empathisch begleiten.
Die Auszubildenden c) nehmen die psychischen, kognitiven und physischen Bedürfnisse und Ressourcen von Patientinnen und Patienten aller Altersstufen sowie von deren Bezugspersonen individuell und situationsbezogen wahr, richten ihr Verhalten und Handeln danach aus und berücksichtigen dabei auch geschlechtsbezogene und soziokulturelle Aspekte		
Übergeordnete Tätigkeiten	**Kernaufgaben**	**Subkategorie 3 (Gesprochenes)**
Kommunizieren	Kommunizieren	Als ATA mit Angehörigen von Kindern während des Einschleusens kommunizieren.
Patienten versorgen	Kommunizieren	Als ATA mit den Angehörigen von Kindern kommunizieren.
	Bei der Mobilisation unterstützen	Als ATA demente und unter Schmerzen leidende Patienten einschleusen.

Tab. 3.15 Zuordnung der „Herausfordernden Tätigkeiten" zum Kompetenzschwerpunkt 7 ATA

7. In lebensbedrohlichen Krisen- und Katastrophensituationen zielgerichtet handeln		
Die Auszubildenden a) erkennen frühzeitig lebensbedrohliche Situationen, treffen erforderliche Interventionsentscheidungen und leiten lebenserhaltende Sofortmaßnahmen nach den geltenden Richtlinien bis zum Eintreffen der Ärztin oder des Arztes ein		
Übergeordnete Tätigkeiten	**Kernaufgaben**	**Subkategorie 3 (Gesprochenes)**
In Notfallsituationen handeln	Im Aufwachraum arbeiten	Als ATA allein im AWR lebensbedrohliche Situationen erleben.
Die Auszubildenden b) wirken interprofessionell und interdisziplinär bei der weiteren Notfallversorgung von Patientinnen und Patienten aller Altersstufen mit		
Übergeordnete Tätigkeiten	**Kernaufgaben**	**Subkategorie 3 (Gesprochenes)**
Eingriffe assistieren	In Notfallsituationen handeln	Als ATA lebensbedrohliche Zwischenfälle während der Anästhesie erleben.
Kommunizieren	Kommunizieren	Als ATA in Notfallsituationen mangelnde Kommunikation erleben.

Tab. 3.16 Zuordnung der „Allgemeinen Tätigkeiten" zum Kompetenzschwerpunkt 1 OTA

1. Berufsbezogene Aufgaben im ambulanten und stationären Bereich eigenverantwortlich planen und strukturiert ausführen		
Die Auszubildenden a) verstehen die Sicherstellung der Patientensicherheit als professionsübergreifende Aufgabe und übernehmen dazu die Verantwortung für den eigenen Aufgabenbereich		
Übergeordnete Tätigkeiten	**Kernaufgaben**	**Subkategorie 3 (Gesprochenes)**
Patienten versorgen	Beobachten	Als OTA den Patienten intraoperativ beobachten.
Die Auszubildenden b) unterstützen und überwachen fachgerecht Patientinnen und Patienten aller Altersstufen vor, während und nach operativer Maßnahmen unter Berücksichtigung ihrer individuellen physischen, kognitiven und psychischen Situation und führen fachgerecht Prophylaxen durch		
Übergeordnete Tätigkeiten	**Kernaufgaben**	**Subkategorie 3 (Gesprochenes)**
Patienten versorgen	Beobachten	Als OTA die Operation beobachten.
		Als OTA die Lagerung des Patienten beobachten
	Bei der Mobilisation unterstützen	Als OTA den Patienten lagern.
		Als OTA den Patienten einschleusen.
Eingriffe assistieren	Bei der Operation mitarbeiten	Als OTA eine Blutleere anlegen.
	Bei der Therapie mitarbeiten	Als OTA dem Patienten einen Blasenverweilkatheter legen.
Die Auszubildenden c) kennen umfassend auf der Grundlage medizinischer, medizinisch-technischer und weiterer bezugswissenschaftlicher Erkenntnisse unterschiedliche Operationsverfahren einschließlich Möglichkeiten und Einsatz radiologischer Diagnostik und weiterer bildgebender Verfahren sowie deren Abläufe und mögliche Komplikationen.		
Übergeordnete Tätigkeiten	**Kernaufgaben**	**Subkategorie 3 (Gesprochenes)**
Eingriffe assistieren	Bei der Operation mitarbeiten	Als OTA den OP-Ablauf kennen und vorausschauend arbeiten.
Die Auszubildenden d) bereiten eigenständig geplant und strukturiert operative Eingriffe in unterschiedlichen operativen und diagnostischen Bereichen auch unter Nutzung von Standards und Checklisten vor		
Übergeordnete Tätigkeiten	**Kernaufgaben**	**Subkategorie 3 (Gesprochenes)**
Eingriffe vor- und nachbereiten	Bei der Operationsvorbereitung mitarbeiten	Als OTA die benötigten Einmalmaterialien vorbereiten.
		Als OTA präoperativ das benötigte Instrumentarium richten und überprüfen.
	Die Arbeit organisieren	Als OTA präoperativ die Lagerbestände kontrollieren.
		Als OTA benötigte Implantate präoperativ organisieren.

(Fortsetzung)

Tab. 3.16 (Fortsetzung)

	Dokumentieren	Als OTA die Patientendaten dokumentieren.
		Als OTA die präoperativ vorbereiteten Chargen dokumentieren.

Die Auszubildenden

e) führen geplant und strukturiert auf Grundlage von medizinischen Erkenntnissen und relevanten Kenntnissen von Bezugswissenschaften wie Naturwissenschaften, Anatomie, Physiologie, allgemeiner und spezieller Krankheitslehre und medizinischer Mikrobiologie die Instrumentiertätigkeit in den verschiedenen operativen und diagnostischen Bereichen eigenständig durch und koordinieren und kontrollieren situationsgerecht die Arbeitsabläufe unter Beachtung der Sterilzone und unter Beachtung relevanter Schutzvorschriften bezogen auf die Exposition durch Strahlung und elektromagnetische Felder

Übergeordnete Tätigkeiten	Kernaufgaben	Subkategorie 3 (Gesprochenes)
Eingriffe assistieren	Bei der Therapie mitarbeiten	Als OTA die OP-Feldabdeckung anreichen und den Patienten abdecken.
	Dokumentieren	Als OTA die Zählkontrolle durchführen.
	Bei der Operation mitarbeiten	Als OTA intraoperativ Verbrauchsgüter anreichen.
		Als OTA intraoperativ benötigte Instrumente anreichen.
		Als OTA den Wundverband für den Patienten vorbereiten.
		Als OTA intraoperativ für ausreichend Licht sorgen.

Die Auszubildenden

f) bereiten fachkundig operative Eingriffe berufsbezogen nach, unter Beachtung von Prozeduren der Reinigung und Aufrüstung der Eingriffsräume einschließlich deren Überwachung bei der Ausführung durch Dritte sowie die Organisation des Patientenwechsels

Übergeordnete Tätigkeiten	Kernaufgaben	Subkategorie 3 (Gesprochenes)
Eingriffe vor- und nachbereiten	Bei der Operationsnachbereitung mitarbeiten	Als OTA postoperativ das Instrumentarium entsorgen.
		Als OTA postoperativ die medizinisch-technischen-Geräte entsorgen.
		Als OTA postoperativ die OP-Feldabdeckung entsorgen.
		Als OTA postoperativ die kontaminierten Siebe entsorgen.

Die Auszubildenden

g) führen im Rahmen der Springertätigkeit alle notwendigen Maßnahmen fach- und sachgerecht aus und unterstützen dabei durch Koordinierung von Arbeitsprozessen das operierende Team

(Fortsetzung)

Tab. 3.16 (Fortsetzung)

Übergeordnete Tätigkeiten	Kernaufgaben	Subkategorie 3 (Gesprochenes)
Kommunizieren	Im Team zusammenarbeiten	Als OTA als Springer den Instrumentierenden beratend zur Seite stehen.
Eingriffe assistieren	Bei der Operation mitarbeiten	Als OTA im Springerdienst intraoperativ heruntergefallene Instrumente entsorgen.

Die Auszubildenden

h) setzen spezielle medizinisch-technische Geräte im operativen Bereich auf Grundlage von Kenntnissen des Aufbaus und des Funktionsprinzips effizient und sicher ein, erkennen technische Probleme und leiten notwendige Maßnahmen zum Patienten- und Eigenschutz ein

Übergeordnete Tätigkeiten	Kernaufgaben	Subkategorie 3 (Gesprochenes)
Eingriffe assistieren	Bei der Operation mitarbeiten	Als OTA die notwendigen medizinisch-technischen-Geräte bedienen.
		Als OTA intraoperativ die medizinisch-technischen-Geräte anschließen und bedienen.
		Als OTA intraoperativ medizinisch-technische-geräte austauschen.
Kommunizieren	Im Team zusammenarbeiten	Als OTA die Informationen über defekte medizinische Geräte weitergeben.

Die Auszubildenden

i) verfügen über fachspezifisches Wissen mit Blick auf medizinisch-technische Geräte, Medizinprodukte, Instrumente sowie Arzneimittel im Einsatzkontext, gehen sachgerecht mit ihnen um und berücksichtigen dabei die rechtlichen Vorgaben für den Umgang,

Übergeordnete Tätigkeiten	Kernaufgaben	Subkategorie 3 (Gesprochenes)
Eingriffe vor- und nachbereiten	Bei der Operationsvorbereitung mitarbeiten	Als OTA medizinisch-technische-Geräte bereitstellen, anschließen und überprüfen.
		Als OTA medizinisch-technische-Geräte vorbereiten.
Eingriffe vor- und nachbereiten	Dokumentieren	Als OTA die Standzeiten von Flüssigkeiten dokumentieren.

(Fortsetzung)

Tab. 3.16   (Fortsetzung)

Die Auszubildenden		
k) führen zielgerichtet Übergabe- und Übernahmegespräche einschließlich des präzisen Beschreibens und der Dokumentation des operativen Verlaufs		
Übergeordnete Tätigkeiten	**Kernaufgaben**	**Subkategorie 3 (Gesprochenes)**
Eingriffe assistieren	Dokumentieren	Als OTA den OP-Verlauf dokumentieren.
		Als OTA die intraoperativ genutzten Implantate dokumentieren.
Kommunizieren	Im Team zusammenarbeiten	Als OTA die Übergabegespräche führen.

Tab. 3.17   Zuordnung der „Allgemeinen Tätigkeiten" zum Kompetenzschwerpunkt 2 OTA

2. Bei der medizinischen Diagnostik und Therapie mitwirken und ärztliche Anordnungen eigenständig durchführen		
Die Auszubildenden		
b) führen ärztlich veranlasste Maßnahmen eigenständig durch		
Übergeordnete Tätigkeiten	**Kernaufgaben**	**Subkategorie 3 (Gesprochenes)**
Kommunizieren	Im Team zusammenarbeiten	Als OTA die Arbeitsanweisungen im Kontext der Übernahme von ärztlichen Tätigkeiten durchführen und ausführen.

Tab. 3.18 Zuordnung der „Allgemeinen Tätigkeiten" zum Kompetenzschwerpunkt 3 OTA

3. Interdisziplinäres und interprofessionelles Handeln verantwortlich mitgestalten		
Die Auszubildenden a) sind sich der Bedeutung von Abstimmungs- und Koordinierungsprozessen in Teams bewusst, kennen und beachten die jeweils unterschiedlichen Verantwortungs- und Aufgabenbereiche und grenzen diese begründet mit dem eigenen Verantwortungs- und Aufgabenbereich ab		
Übergeordnete Tätigkeiten	**Kernaufgaben**	**Subkategorie 3 (Gesprochenes)**
Eingriffe vor- und nachbereiten	Die Arbeit organisieren	Als OTA die Rollenverteilung von Instrumentierenden und Springer besprechen.
		Als OTA die Saaleinteilung organisieren.
Kommunizieren	Im Team zusammenarbeiten	Als OTA verschiedene Absprachen im Team treffen.
		Als OTA im interdisziplinären Team Pausenzeiten besprechen.
Die Auszubildenden b) übernehmen Mitverantwortung bei der interdisziplinären und interprofessionellen Behandlung und Versorgung von Patientinnen und Patienten aller Altersstufen und unterstützen die Sicherstellung der Versorgungskontinuität an interprofessionellen und institutionellen Schnittstellen,		
Übergeordnete Tätigkeiten	**Kernaufgaben**	**Subkategorie 3 (Gesprochenes)**
Kommunizieren	Im Team zusammenarbeiten	Als OTA mit dem Operateur die OP besprechen.
Die Auszubildenden e) sind aufmerksam für Spannungen und Konflikte im Team, reflektieren diesbezüglich die eigene Rolle und bringen sich zur Bewältigung von Spannungen und Konflikten konstruktiv ein		
Übergeordnete Tätigkeiten	**Kernaufgaben**	**Subkategorie 3 (Gesprochenes)**
Kommunizieren	Im Team zusammenarbeiten	Als OTA im Team miteinander kommunizieren.
		Als OTA in schwierigen Situationen interdisziplinär kommunizieren.
Die Auszubildenden f) bringen die berufsfachliche Sichtweise in die interprofessionelle Kommunikation ein und kommunizieren fachsprachlich		
Übergeordnete Tätigkeiten	**Kernaufgaben**	**Subkategorie 3 (Gesprochenes)**
Kommunizieren	Im Team zusammenarbeiten	Als OTA auf Wünsche von Operateur reagieren.

Tab. 3.19   Zuordnung der „Allgemeinen Tätigkeiten" zum Kompetenzschwerpunkt 6 OTA

6. Mit Patientinnen und Patienten aller Altersstufen und deren Bezugspersonen unter Berücksichtigung soziologischer, psychologischer, kognitiver, kultureller und ethischer Aspekte kommunizieren und interagieren		
Die Auszubildenden b) gestalten professionelle Beziehungen mit Patientinnen und Patienten aller Altersstufen, die von Empathie und Wertschätzung gekennzeichnet und auch bei divergierenden Zielsetzungen oder Sichtweisen verständigungsorientiert gestaltet sind		
Übergeordnete Tätigkeiten	**Kernaufgaben**	**Subkategorie 3 (Gesprochenes)**
Kommunizieren	Kommunizieren	Als OTA den Patienten informieren und diesem die Maßnahmen erklären.
Die Auszubildenden c) nehmen die psychischen, kognitiven und physischen Bedürfnisse und Ressourcen von Patientinnen und Patienten aller Altersstufen sowie von deren Bezugspersonen individuell und situationsbezogen wahr, richten ihr Verhalten und Handeln danach aus und berücksichtigen dabei auch geschlechtsbezogene und soziokulturelle Aspekte		
Übergeordnete Tätigkeiten	**Kernaufgaben**	**Subkategorie 3 (Gesprochenes)**
Patienten versorgen	Kommunizieren	Als OTA wache Patienten begleiten.

Tab. 3.20 Zuordnung der „Allgemeinen Tätigkeiten" zum Kompetenzschwerpunkt 8 OTA

8. Hygienische Arbeitsweisen umfassend beherrschen und beachten		
Die Auszubildenden b) kennen die jeweils aktuellen evidenzbasierten und rechtlich verbindlichen Hygienerichtlinien und beachten umfassend die jeweils berufsfeldspezifischen Anforderungen der Hygiene im ambulanten und stationären Bereich und wirken verantwortlich an der Infektionsprävention mit,		
Übergeordnete Tätigkeiten	**Kernaufgaben**	**Subkategorie 3 (Gesprochenes)**
Eingriffe vor- und nachbereiten	Hygienisch arbeiten	Als OTA notwendige Maßnahmen ausführen, um sich vor Infektionen zu schützen.
Die Auszubildenden c) beherrschen und setzen die jeweiligen hygienischen Vorgaben und Arbeitsweisen in sterilen und unsterilen Tätigkeitsbereichen einschließlich dem Umgang mit Sterilgut um und greifen gegebenenfalls korrigierend ein		
Übergeordnete Tätigkeiten	**Kernaufgaben**	**Subkategorie 3 (Gesprochenes)**
Eingriffe vor- und nachbereiten	Hygienisch arbeiten	Als OTA den Mundschutz aufsetzen.
		Als OTA die Händedesinfektion durchführen.
		Als OTA stets steril arbeiten.
Eingriffe assistieren	Bei der Therapie mitarbeiten	Als OTA die OP-Felddesinfektion vorbereiten und die Desinfektion unterstützen.
Eingriffe assistieren	Bei der Operation mitarbeiten	Als OTA die OP-Felddesinfektion beobachten.
Die Auszubildenden d) arbeiten sach- und fachgerecht Medizinprodukte im Tätigkeitsfeld der Sterilgutaufbereitung und -versorgung nach den Vorgaben geltender Rechtsnormen, Herstellerangaben, Richtlinien und Standards auf und führen einer sach- und fachgerechten Lagerung zu		
Übergeordnete Tätigkeiten	**Kernaufgaben**	**Subkategorie 3 (Gesprochenes)**
Eingriffe vor- und nachbereiten	Hygienisch arbeiten	Als OTA das Sterilgut kontrollieren.

Tab. 3.21 Zuordnung der „Herausfordernden Tätigkeiten" zum Kompetenzschwerpunkt 1 OTA

1. Berufsbezogene Aufgaben im ambulanten und stationären Bereich eigenverantwortlich planen und strukturiert ausführen		
Die Auszubildenden		
b) unterstützen und überwachen fachgerecht Patientinnen und Patienten aller Altersstufen vor, während und nach operativen Maßnahmen unter Berücksichtigung ihrer individuellen physischen, kognitiven und psychischen Situation und führen fachgerecht Prophylaxen durch		
Übergeordnete Tätigkeiten	**Kernaufgaben**	**Subkategorie 3 (Gesprochenes)n**
Patienten versorgen	Bei der Mobilisation unterstützen	Als OTA die Patienten mit schlechtem Allgemeinzustand lagern.
		Als OTA die Patienten mit großen Weichteildefekten lagern.
Die Auszubildenden		
h) setzen spezielle medizinisch-technische Geräte im operativen Bereich auf Grundlage von Kenntnissen des Aufbaus und des Funktionsprinzips effizient und sicher ein, erkennen technische Probleme und leiten notwendige Maßnahmen zum Patienten- und Eigenschutz ein		
Übergeordnete Tätigkeiten	**Kernaufgaben**	**Subkategorie 3 (Gesprochenes)**
Eingriffe assistieren	Bei der Operation mitarbeiten	Als OTA intraoperativ Wartezeit bei defekten medizinisch-technischen Geräten wahrnehmen.

Tab. 3.22 Zuordnung der „Herausfordernden Tätigkeiten" zum Kompetenzschwerpunkt 2 OTA

2. Bei der medizinischen Diagnostik und Therapie mitwirken und ärztliche Anordnungen eigenständig durchführen		
Die Auszubildenden		
a) wirken bei der medizinischen Diagnostik und Therapie bei Patientinnen und Patienten aller Altersgruppen mit		
Übergeordnete Tätigkeiten	**Kernaufgaben**	**Subkategorie 3 (Gesprochenes)**
Eingriffe assistieren	Bei der Operation mitarbeiten	Als OTA Wundversorgung bei riechenden Wunden durchführen.
		Als OTA bei Einarbeitung neuer ärztlicher Mitarbeiter intraoperativ die Rolle des Assistenten übernehmen und eigene Instrumentiertätigkeiten an den Operateur abgeben.

Tab. 3.23 Zuordnung der „Herausfordernden Tätigkeiten" zum Kompetenzschwerpunkt 3 OTA

3. Interdisziplinäres und interprofessionelles Handeln verantwortlich mitgestalten		
Die Auszubildenden a) sind sich der Bedeutung von Abstimmungs- und Koordinierungsprozessen in Teams bewusst, kennen und beachten die jeweils unterschiedlichen Verantwortungs- und Aufgabenbereiche und grenzen diese begründet mit dem eigenen Verantwortungs- und Aufgabenbereich ab		
Übergeordnete Tätigkeiten	**Kernaufgaben**	**Subkategorie 3 (Gesprochenes)**
Eingriffe assistieren	Bei der Operation mitarbeiten	Als OTA den Operateur intraoperativ auf das eigene Arbeitsfeld aufmerksam machen.
Die Auszubildenden d) beteiligen sich an Teamentwicklungsprozessen und gehen im Team wertschätzend miteinander um		
Übergeordnete Tätigkeiten	**Kernaufgaben**	**Subkategorie 3 (Gesprochenes)**
Eingriffe assistieren	Bei der Operation mitarbeiten	Als OTA die Reaktionen des Operateurs bei Konflikten in lebensbedrohlichen Situationen aushalten können.
Die Auszubildenden g) beteiligen sich im Team an der Einarbeitung neuer Kolleginnen und Kollegen, leiten Auszubildende an und beraten Teammitglieder bei fachlichen Fragestellungen		
Übergeordnete Tätigkeiten	**Kernaufgaben**	**Subkategorie 3 (Gesprochenes)**
Eingriffe assistieren	Bei der Operation mitarbeiten	Als OTA allein zwei neue Mitarbeiter gleichzeitig bei großen Operationen anleiten.

Tab. 3.24 Zuordnung der „Herausfordernden Tätigkeiten" zum Kompetenzschwerpunkt 4 OTA

4. Verantwortung für die Entwicklung der eigenen Persönlichkeit übernehmen (lebenslanges Lernen), berufliches Selbstverständnis entwickeln und berufliche Anforderungen bewältigen		
Die Auszubildenden f) erhalten und fördern die eigene Gesundheit, setzen dabei gezielt Strategien zur Kompensation und Bewältigung unvermeidbarer beruflicher Belastungen ein und nehmen frühzeitig Unterstützungsangebote wahr oder fordern diese aktiv ein		
Übergeordnete Tätigkeiten	**Kernaufgaben**	**Subkategorie 3 (Gesprochenes)**
Eingriffe assistieren	Bei der Operation mitarbeiten	Als OTA schwere, unpassende Röntgenschürzen über einen langen Zeitraum tragen.
Patienten versorgen	Bei der Mobilisation unterstützen	Als OTA allein oder mit zu wenig Personal adipösen Patienten lagern.

Tab. 3.25 Zuordnung der „Herausfordernden Tätigkeiten" zum Kompetenzschwerpunkt 5 OTA

5. Das eigene Handeln an rechtlichen Vorgaben und Qualitätskriterien ausrichten		
Die Auszubildenden		
e) erkennen unerwünschte Ereignisse und Fehler, nehmen sicherheitsrelevante Ereignisse wahr und nutzen diese Erkenntnisse für die Verbesserung der Patientensicherheit, kennen Berichtssysteme zur Meldung und setzen diese gezielt ein		
Übergeordnete Tätigkeiten	**Kernaufgaben**	**Subkategorie 3 (Gesprochenes)**
Eingriffe assistieren	Bei der Operation mitarbeiten	Als OTA defekte Medizinprodukte erleben.

Tab. 3.26 Zuordnung der „Herausfordernden Tätigkeiten" zum Kompetenzschwerpunkt 6 OTA

6. Mit Patientinnen und Patienten aller Altersstufen und deren Bezugspersonen unter Berücksichtigung soziologischer, psychologischer, kognitiver, kultureller und ethischer Aspekte kommunizieren und interagieren		
Die Auszubildenden		
b) gestalten professionelle Beziehungen mit Patientinnen und Patienten aller Altersstufen, die von Empathie und Wertschätzung gekennzeichnet und auch bei divergierenden Zielsetzungen oder Sichtweisen verständigungsorientiert gestaltet sind		
Übergeordnete Tätigkeiten	**Kernaufgaben**	**Subkategorie 3 (Gesprochenes)**
Patienten versorgen	Kommunizieren	Als OTA die Patienten in Lokalanästhesie begleiten und dabei unter Zeitdruck geraten.

Tab. 3.27 Zuordnung der „Herausfordernden Tätigkeiten" zum Kompetenzschwerpunkt 7 OTA

7. In lebensbedrohlichen Krisen- und Katastrophensituationen zielgerichtet handeln		
Die Auszubildenden		
d) wirken in Not- und Katastrophensituationen bei der Versorgung gefährdeter Patientinnen und Patienten aller Altersstufen mit		
Übergeordnete Tätigkeiten	**Kernaufgaben**	**Subkategorie 3 (Gesprochenes)**
Eingriffe assistieren	In Notfallsituationen handeln	Als OTA die Notfallversorgung bei Notkaiserschnitten als belastend erleben.

Fazit

- Empirische Untersuchungen werden zur Ausgestaltung von Curricula benötigt.
- Die Ergebnisse der empirischen Forschung wurden allgemeinen und herausfordernden Tätigkeiten zugeordnet.
- Die Ergebnisse der empirischen Forschung müssen den Kompetenzschwerpunkten zugeordnet werden, um sicherzustellen, dass das Ausbildungsziel erreicht werden kann.

Literatur

Anästhesietechnische- und Operationstechnische-Assistenten-Gesetz (2019). Zugriff am 18.11.2022. Verfügbar unter http://www.gesetze-im-internet.de/ata-ota-g/BJNR276810019.html

Anästhesietechnische- und Operationstechnische-Assistenten-Ausbildungs- und -Prüfungsverordnung (2020). Zugriff am 18.11.2022. Verfügbar unter https://www.gesetze-im-internet.de/ata-ota-aprv/BJNR229510020.html.

Düpjohann, A. & Rewer, E. (2022). Beruflichen Herausforderungen von Anästhesie und Operationstechnischen Assistent*innen in der Ausbildung begegnen. Kompetenzorientierte Ausgestaltung einer beispielhaften Lernsituation. Unveröffentlichte Masterthesis.

Mayring, P. (2015). *Qualitative Inhaltsanalyse. Grundlagen und Techniken.* (12. Aufl.). Weinheim: Beltz.

Pätzold, G. & Rauner, F. (2006). Die empirische Fundierung der Curriculumentwicklung-Annäherungen an einen vernachlässigten Forschungszusammenhang. In Pätzold, G. & Rauner, F. (Hrsg.), *Zeitschrift für Berufs- und Wirtschaftspädagogik. Qualifikationsforschung und Curriculumentwicklung* (S. 7–28). Stuttgart: Franz Steiner

Rewer, E. (2019). *Berufsfeldanalyse von Operationsfachkräften in ausgewählten Settings.* Unveröffentlichte Bachelorarbeit.

Robinsohn, S. (1975). Bildungsreform als Revision des Curriculum. Arbeitsmittel für Studium und Unterricht. Neuwied: Luchterhand.

Schneider, K., Kuckeland, H. & Hatziliadis, M. (2018). Lehrende und Schulleitungen erforschen das Berufsfeld professionelle Pflege. Erfahrungen und ausgewählte Ergebnisse aus dem Forschungsprojekt KraniCH. *Berufsbildung in Wissenschaft und Praxis, 48* (2), 16–20.

Konkretisierung der Forschungsergebnisse

4

Inhaltsverzeichnis

4.1 Allgemeine Tätigkeiten von ATA und OTA

Kommen wir zunächst zu den allgemeinen Tätigkeiten von ATA und OTA. Diese umfassen die Betreuung der Patienten, die Vor- und Nachbereitungen von Narkosen bzw. Operationen sowie die Dokumentation sämtlicher Tätigkeiten.

4.1.1 Eingriffe vor- und nachbereiten als übergeordnete Tätigkeit

Die Schwerpunkte des Vor- und Nachbereitens von Eingriffen sind bei ATA und OTA unterschiedlich. Bei ATA steht die Vor- und Nachbereitung der Anästhesie im Mittelpunkt ihrer Tätigkeit. Der Schwerpunkt der OTA liegt hier auf Vor- und Nachbereitung des operativen Eingriffs. Nichtsdestotrotz weist diese übergeordnete Tätigkeit Schnittmengen auf, die wir Ihnen zur Veranschaulichung nachfolgend erläutern.

Die Arbeit organisieren
Innerhalb dieser Kernaufgabe fällt auf, dass beide Berufsgruppen ihren Arbeitstag planen und eine OP-Saal,- und Aufwachraumeinteilung vornehmen. Da bei OTA die Aufgaben in Springer- und Instrumentiertätigkeiten unterteilt werden, ist es von Nöten eine Rollenverteilung vorzunehmen. Die Berufsgruppe ATA bespricht an dieser Stelle den Tagesablauf. Während ATA das Einschleusen von Patienten koordinieren, organisieren OTA benötigte Verbrauchsgüter und kontrollieren Lagerbestände für die geplanten Operationen. An dieser Stelle ist jedoch davon auszugehen, dass auch ATA ihre Bestände sowie benötigte Materialien kontrollieren. Aufgrund dieser Gemeinsamkeiten wäre es demnach für Sie möglich, eine gemeinsame Lernsituation zu gestalten.

Hygienisch arbeiten
Innerhalb der Kernaufgabe *„Hygienisch arbeiten"* konnten von Rewer (2019) hygienische Arbeitsweisen, wie die Händedesinfektion oder sich mittels Handschuhe vor Infektionen zu schützen, beobachtet werden. ATA trafen in den Interviews lediglich eine Aussage zu dieser Thematik. Es ist allerdings anzunehmen, dass auch ATA die hygienischen Richtlinien, die unter anderem vom Robert Koch-Institut vorgegeben sind, befolgen. Aus diesem Grund bietet es sich

für Sie als Lehrkraft an, diese dazugehörigen Unterrichtsinhalte gemeinsam zu lehren.

Bei der Anästhesievorbereitung mitarbeiten bzw. Bei der Operationsvorbereitung mitarbeiten

Sowohl ATA als auch OTA nehmen innerhalb ihrer Kernaufgabe *„Bei der Anästhesievorbereitung mitarbeiten"* bzw. *„Bei der Operationsvorbereitung mitarbeiten"* die Funktionsprüfung von medizinisch-technischen-Geräten an ihrem Arbeitsplatz vor. Auch werden innerhalb dieser Kernaufgabe benötigte Ge- und Verbrauchsgüter aufgefüllt und zusammengestellt. Schwerpunktmäßig bereiten ATA präoperativ Narkosen vor und richten Medikamente, was eine Kontrolle der Betäubungsmittel impliziert. OTA hingegen richten und kontrollieren die für die Operation benötigten Instrumentarien. Auch ATA benötigen bei anästhesiologischen Verfahren Instrumente, welche eine Sichtkontrolle bedürfen. An dieser Stelle wäre es also denkbar, den Unterricht, insbesondere zur Vorbereitung des Arbeitsplatzes, gemeinsam vorzunehmen. Die speziellen unterschiedlichen Tätigkeiten, sollten jedoch getrennt voneinander unterrichtet werden, da das Kontrollieren von Betäubungsmitteln laut der ATA-OTA-APrV nicht in den Aufgabenbereich von OTA fällt. Somit könnten Sie als Lehrkraft eine Lernsituation gestalten, die gemeinsam startet. Im weiteren Verlauf könnten Sie die Auszubildenden fachspezifisch trennen, um somit den Schwerpunkt auf die jeweilige Berufsgruppe zu legen. Beenden könnten Sie die Lernsituation wieder gemeinsam mit der nachfolgenden Kernaufgabe.

Bei der Anästhesienachbereitung mitarbeiten bzw. Bei der Operationsnachbereitung mitarbeiten

Das Auffüllen, Aufräumen und Desinfizieren des jeweiligen Arbeitsplatzes von ATA und OTA findet sich in dieser Kernaufgabe wieder. Hierbei fällt auf, dass OTA innerhalb der Nachbereitung mehr Aufgaben übernehmen als ATA. Bei OTA steht an dieser Stelle die Entsorgung der Instrumente sowie die Nachbereitung der medizinisch-technischen Geräte im Vordergrund. Bedeutsam

ist an dieser Stelle, dass ATA die Wichtigkeit der Zusammenarbeit zwischen den Berufsgruppen benannten. Hierbei stand für sie die Patientensicherheit im Fokus. Die nachfolgende Aussage einer ATA soll Ihnen dieses verdeutlichen:

> „…, helfen wir dann […] den OP-Leuten […] beim Abrüsten, […], dass der Patient sicher aufm OP-Tisch liegen bleibt […] oft ist es eher so, dass wir den OP-Leuten mehr helfen […]. Die OP-Schwester steht ja die ganze Zeit auch steril am Tisch, der Springer hat eine Menge zu tun […]"

Diese Aussage lässt vermuten, dass Teamarbeit in der Nachbereitung von Eingriffen eine wichtige Rolle spielt. Da es sich hier um unterschiedliche Kernaufgaben handelt, sich die Tätigkeiten jedoch nicht grundlegend voneinander unterscheiden, wäre es denkbar, einen gemeinsamen Unterricht vorzunehmen. Vielleicht ist es denkbar, diese Inhalte der Lernsituation mit dem Schwerpunkt der Teamarbeit zu gestalten? Auch möchten wir Sie dazu anregen, die Vor- und Nachbereitungen des Arbeitsplatzes von ATA und OTA in einer gemeinsamen Lernsituation zu berücksichtigen.

Dokumentieren

Bei dieser Kernaufgabe stellte sich durch die von Rewer (2019) durchgeführten Beobachtungen heraus, dass OTA schwerpunktmäßig die für die Operation benötigten Ge- und Verbrauchsgüter und den OP-Verlauf dokumentieren. Nach ATA-OTA-APrV gehört die Dokumentation ebenfalls zum Aufgabengebiet von ATA, weshalb sich auch hier eine gemeinsame Lernsituation anbieten würde.

4.1.2   Patienten versorgen als übergeordnete Tätigkeit

Diese übergeordnete Tätigkeit umfasst alle Handlungen, bei welchen der Patient unmittelbar betroffen ist.

Bei der Therapie mitarbeiten

Innerhalb der Kernaufgabe *„Bei der Therapie mitarbeiten"* sticht bei den Forschungsergebnissen hervor, dass ATA intensiveren Patientenkontakt aufweisen als OTA. Hierbei stehen

Tätigkeiten, wie die Kontrolle auf Nüchternheit, das Einschleusen sowie die Anpassung der Prämedikation bei unruhigen Patienten im Vordergrund. Allerdings nehmen OTA in einigen OP-Abteilungen das Einschleusen der Patienten ebenso vor. Nach der neuen ATA-OTA-APrV werden OTA zukünftig Aufgaben im ambulanten OP ausführen, weshalb davon auszugehen ist, dass der Patientenkontakt zunehmen wird. Ein gemeinsamer Unterrichtsstart würde sich demnach hier anbieten. Denken Sie in dieser Lernsituation jedoch auch über eine fachspezifische Trennung der Auszubildenden nach. Beispielsweise könnten Sie innerhalb des getrennten Unterrichts bei den ATA-Auszubildenden den Schwerpunkt auf die Prämedikation legen. Schwerpunkt bei den OTA-Auszubildenden könnte die Kommunikation mit wachen Patienten im ambulanten OP sein.

Im Aufwachraum arbeiten und Bei der Narkoseausleitung assistieren

Diese zwei Kernaufgaben fallen ausschließlich in den Zuständigkeitsbereich der ATA, weshalb sich an dieser Stelle keine gemeinsame Lernsituation eignen würde. Die *„Kernaufgabe Im Aufwachraum arbeiten"* bietet eine Komplexitätssteigerung an. So könnten Sie als Lehrkraft die Komplexitätssteigerung in der Anzahl der zu versorgenden Patienten im Aufwachraum vornehmen, da dieses als Herausforderung benannt worden ist (Tab. 3.11). Sollten Sie für diese Inhalte eine Lernsituation nur für die ATA-Auszubildenden gestalten, dann behalten Sie die OTA-Auszubildenden im Hinterkopf. Wenn die OTA-Auszubildenden zur selben Zeit am Lernort Schule sind, müssen diese auch bedient werden. Schauen Sie sich hierfür die Forschungsergebnisse an. Vielleicht haben Sie auf Anhieb eine Idee, welche Thematik Sie nur für diese Auszubildenden für die Ausgestaltung Ihrer Lernsituation verwenden möchten.

Bei der Mobilisation unterstützen

In der Kernaufgabe *„Bei der Mobilisation unterstützen"* fällt innerhalb der Forschungsergebnisse auf, dass sowohl ATA als auch OTA das Einschleusen von Patienten übernehmen. Um eine Komplexitätssteigerung vorzunehmen,

könnten Sie an dieser Stelle das Einschleusen von Kindern (Tab. 3.11) mit Frakturen oder von dementen und unter Schmerzen leidenden Pateinten aufnehmen (Tab. 3.14). Ferner wird die Lagerung von Patienten sowohl von ATA als auch OTA übernommen. Im Sinne der Komplexitätssteigerung könnten Sie das Lagern von Patienten mit schlechtem Allgemeinzustand oder großen Weichteildefekten thematisieren (Tab. 3.21).

Im Team zusammenarbeiten

Diese Kernaufgabe eignet sich besonders für eine gemeinsame Lernsituation. Eine interdisziplinäre Teamarbeit findet in allen Settings statt. Eine Komplexitätssteigerung ergibt sich besonders bei der Teamarbeit in Notfallsituationen (Tab. 3.9). Animieren Sie die Auszubildenden sich in der Berufsrealität gegenseitig zu unterstützen. So fördern Sie schon am Lernort Schule das Miteinander in der interdisziplinären Teamarbeit.

Beobachten

Innerhalb der Kernaufgabe *„Beobachten"*, legen ATA den Schwerpunkt der Beobachtung auf den Zustand der sedierten und narkotisierten Patienten, während OTA ihren Fokus auf die Lagerung und Operationsbeobachtung legen. An dieser Stelle wäre es denkbar, den Unterricht gemeinsam zu beginnen und die Berufsgruppen im Verlaufe der Lernsituation zu trennen, sodass der Fokus auf die jeweiligen Aufgaben geleitet wird. Zur Komplexitätssteigerung eignet sich beispielsweise das Beobachten von ängstlichen und sedierten Patienten (Tab. 3.11).

Kommunizieren

Innerhalb der Kernaufgabe „Kommunizieren" fällt bei den Forschungsergebnissen auf, dass sowohl ATA als auch OTA wache Patienten begleiten, weshalb es an dieser Stelle sinnvoll wäre, die Grundlagen der Kommunikation zunächst gemeinsam zu lehren. Im weiteren Verlauf wäre es vorstellbar, eine Trennung zu den jeweiligen Schwerpunkten vorzunehmen. Beispielsweise könnten Sie bei ATA den Schwerpunkt auf den Aufwachraum legen. Bei OTA könnte es der ambulante OP oder insbesondere

Patienten in Lokalanästhesie sein. An dieser Stelle steht die settingspezifische Kommunikation im Vordergrund. Auch die Endoskopie könnte an dieser Stelle in Betracht kommen. Fällt Ihnen vielleicht noch mehr ein? Der Schwerpunkt der Kommunikation findet sich in der übergeordneten Tätigkeit *„Kommunizieren"* wieder.

Bei der Anästhesie mitarbeiten

Ein Patient, der operiert werden soll, befindet sich in einer besonderen Lebenssituation. Er begibt sich in einen fremden Bereich, in welchem er keine Kontrolle mehr über sich selbst hat. Dieses trifft höchstwahrscheinlich insbesondere bei Kindern zu, was von Kurthen (2018) mit der Aussage „Kinder sind keine kleinen Erwachsenen" bestätigt wird. Innerhalb der Kernaufgabe *„Bei der Anästhesie mitarbeiten"* sollte diese Patientengruppe dementsprechend berücksichtigt werden. Mittlerweile werden viele Eingriffe bei Kindern nicht mehr stationär, sondern ambulant durchgeführt. Diese Tatsache betrifft auch OTA. Aufgrund dessen bietet sich, insbesondere unter Betrachtung des gemeinsamen Ausbildungsziels (Abschn. 1.2.1) *Patienten bedarfsgerecht, unter Berücksichtigung des individuellen physischen und psychischen Gesundheitszustandes begleiten,* eine gemeinsame Lernsituation an.

4.1.3 Kommunizieren als übergeordnete Tätigkeit

Diese übergeordnete Tätigkeit umfasst die intra-, und interdisziplinäre Kommunikation, sowie die Kommunikation mit Patienten und deren Angehörigen, welche sich nach der ATA-OTA-APrV an grundlegende „Werte" aus Psychologie und Soziologie orientieren soll. Sicherlich fragen Sie sich jetzt, warum Kommunizieren als eigenständige übergeordnete Tätigkeit von uns eruiert wurde. Bei der übergeordneten Tätigkeit *„Patienten versorgen"* stand trotz der Kernaufgabe *„Kommunizieren"* der technische Aspekt für beide Berufsgruppen im Vordergrund.

Kommunizieren

In dieser Kernaufgabe fällt innerhalb der Forschungsergebnisse auf, dass ATA und OTA ihren Fokus vor allem auf die Kommunikation mit den Patienten legen. Während OTA bei der Kommunikation vor allem Wert auf die Weitergabe von Informationen und anstehenden Maßnahmen legen, fokussieren sich ATA zudem auf die Kommunikation mit ängstlichen und sedierten Patienten. Es ist anzunehmen, dass die Kommunikation mit Patienten auch bei OTA, insbesondere bei der Versorgung der Patienten in Lokalanästhesie, zunehmen und somit über die reine Informationsweitergabe hinausgehen wird. Die Kommunikation mit Patienten stellt sowohl für ATA und OTA einen wichtigen Aspekt im Alltag dar, da sie mit den Patienten bedarfsgerecht, unter Berücksichtigung des individuellen physischen und psychischen Gesundheitszustandes, kommunizieren 'sollen. Somit bietet es sich hier an, diese Inhalte gemeinsam zu unterrichten. Zur Komplexitätssteigerung kann die Kommunikation mit ängstlichen Patienten dienen (Tab. 3.14). Auch die Kommunikation mit Angehörigen könnte eine Komplexitätssteigerung darstellen (Tab. 3.14). Eine Kombination mit der übergeordneten Tätigkeit *„Patienten versorgen"* und der zugehörigen Kernaufgabe *„Kommunizieren"* wäre an dieser Stelle denkbar.

Im Team zusammenarbeiten

Bei dieser Kernaufgabe ist eine besonders hohe Schnittmenge zwischen ATA und OTA zu erkennen. ATA und OTA kommunizieren im interdisziplinären Team, klären als ATA gegebenenfalls Unklarheiten mit Anästhesisten und gehen als OTA auf Wünsche von Operateuren ein. Die Bedeutung des interdisziplinären Arbeitens wird in nachfolgender Aussage deutlich:

> „[…] weil man arbeitet ja mit sehr vielen Menschen zusammen. […] mit dem OP-Team, mit den Reinigungskräften, mit dem Hol- und Bringedienst, mit den Chirurgen […]."

Diese Aussage verdeutlicht, mit wie vielen verschiedenen Berufsgruppen ATA und OTA in Kontakt stehen und welchen Stellenwert die Kommunikation hat.

Jedoch fällt auch auf, dass es zwischen den Berufsgruppen zu Konflikten kommt, was die nachfolgenden Aussagen deutlich machen:

> „[…] habe ich wahrgenommen, dass ich nicht ganz ernst genommen worden bin […]"
>
> „[…] da die Operation schwierig war, wurde der Operateur anfangs ungehalten. […]"
>
> „[…] hab […] gesagt, ich würde mir wünschen, dass […] beim nächsten Mal […] noch klarer kommuniziert wird […]".

Interdisziplinäre Konflikte gehören immer mal wieder zum Berufsalltag. Schon Berentzen (2004) führte an, dass OP-Pflegekräfte die fehlende Zusammenarbeit beklagen, insbesondere beziehen sie dieses auf die Anästhesie und weitere Berufsgruppen. Hierauf sollten die Auszubildenden vorbereitet werden, weshalb es sinnvoll wäre, eine gemeinsame Lernsituation zu kreieren. Denkbar wäre das Thema Stress innerhalb dieser Lernsituation, da es in stressigen Situationen häufig zu einer herausfordernden Kommunikation kommen kann. Berentzen (2004) führte zudem an, dass „Frust am Arbeitsplatz" krank oder aggressiv macht. Diese Berufswirklichkeit sollten Sie als Lehrkraft im Auge behalten.

4.1.4 Eingriffe assistieren als übergeordnete Tätigkeit

Assistieren wird in der ATA-OTA-APrV als geplante, strukturierte und eigenverantwortliche Tätigkeit beschrieben. Auffällig ist hier, dass es keine Schnittmenge gibt, sich die Aufgaben von ATA und OTA in diesem Bereich also grundlegend unterscheiden.

Bei der Anästhesie mitarbeiten und Bei der Operation mitarbeiten
Innerhalb dieser Kernaufgabe ist erkennbar, dass ATA ihren Fokus auf die Assistenz der Anästhesie legen. Insbesondere ist hier die Übernahme ärztlich veranlasster Tätigkeiten zu erwähnen, was bei ATA das Spritzen von Medikamenten beinhaltet.

Folgendes Zitat macht die Tätigkeiten noch einmal deutlich:

> „[…] assistiere ich […] bei der Narkoseeinleitung und beim Rüberfahren in den Saal und […] bei der Narkoseweiterführung."

Das Arbeiten unter Zeitdruck bei mehreren kleinen Eingriffen (Tab. 3.11) könnte als Komplexitätssteigerung thematisiert werden.

Bei OTA steht innerhalb der Kernaufgabe *„Bei der Operation mitarbeiten"* der technische Aspekt sowie das Anreichen von Instrumenten und Verbrauchsgütern im Vordergrund.

Als Schnittmenge in diesen Kernaufgaben ist das Ausführen ärztlich veranlasster Tätigkeiten zu erkennen. Somit wäre es denkbar einen Schwerpunkt auf die Delegation zu legen, diese Lernsituation könnte gemeinsam starten, sollte dann aber fachspezifisch getrennt werden.

Bei der Narkoseausleitung assistieren
Die Kernaufgabe *„Bei der Narkoseausleitung assistieren"* wird nur von ATA ausgeführt. Hierbei steht die Entfernung der Larynxmaske sowie die Überprüfung der Atmung im Vordergrund. Allerdings ist es vielleicht denkbar, dass hier ein gemeinsamer Unterricht zur Thematik Atmung durchgeführt werden könnte. Was meinen Sie?

Bei der Therapie mitarbeiten
Zwar wurde nur innerhalb der Berufsfeldanalyse von Rewer (2019) bei OTA das Legen eines Blasenverweilkatheters sowie die OP-Felddesinfektion benannt, jedoch ist davon auszugehen, dass auch ATA diese Aufgabe übernehmen werden, weshalb sich auch hier eine gemeinsame Lernsituation anbieten würde.

Dokumentieren
Auch bei der Kernaufgabe *„Dokumentieren"* ist anzunehmen, dass sowohl OTA als auch ATA diese Tätigkeit unter verschiedenen Schwerpunkten durchführen. Mit Blick auf die Patientensicherheit sollten beide Berufsgruppen das Aktionsbündnis Patientensicherheit kennen. Die Zählkontrolle (Tab. 3.16) ist eine äußerst wichtige Angelegenheit, die an dieser Stelle im gemeinsamen Unterricht gelehrt werden könnte. Im Regelfall fällt die Zählkontrolle der Verbrauchsgüter und Instrumente in den Aufgabenbereich der OTA, im Sinne der interdisziplinären

Zusammenarbeit werden ATA an dieser Stelle aber häufig unterstützend tätig.

Im ambulanten OP arbeiten
Dass ATA das Arbeiten unter Zeitdruck innerhalb der Kernaufgabe *„Im ambulanten OP arbeiten"* als Alltag betrachten (Tab. 3.5), macht die Problematik des bekannten Personalmangels innerhalb der Gesundheitsfachberufe deutlich. Dass im Aufwachraum unter Zeitdruck gearbeitet wird, bestätigen auch die Aussagen von Götz, Keller, Föhre, König und Spies (2016). Die Autoren sprechen hier von einem gleichzeitigen Verrichten mehrerer Tätigkeiten, was insbesondere das Personal im Aufwachraum unter Zeitdruck setzt. Da anzunehmen ist, dass auch OTA unter Zeitdruck arbeiten, wäre es sinnvoll, zu dieser Thematik eine gemeinsame Lernsituation zu gestalten. Um die Thematik Zeitdruck aus verschiedenen Perspektiven zu betrachten und zu bearbeiten, ist es empfehlenswert die ATA-, und OTA-Auszubildenden im Verlaufe zu trennen. Um eine möglichst authentische Lernsituation zu kreieren, fragen Sie Ihre Auszubildenden nach erlebten Herausforderungen zum Thema Zeitdruck (Abschn. 6.4.2).

4.1.5 In Notfallsituationen handeln als übergeordnete Tätigkeit

Diese übergeordnete Tätigkeit umfasst das interprofessionelle und interdisziplinäre mitwirkende Handeln innerhalb der Notfallversorgung von Patienten.

In den Forschungsergebnissen fällt auf, dass nur ATA bei den Allgemeinen Tätigkeiten Aussagen zu dieser Thematik getroffen haben (Tab. 3.9 und 3.15). OTA haben *„In Notfallsituationen handeln"* nicht als allgemeine Tätigkeiten benannt, obwohl sie vermutlich ebenso häufig damit konfrontiert sind wie ATA. Intraoperativ werden lebensbedrohliche Situationen jedoch vermutlich unterschiedlich wahrgenommen. Des Weiteren ist davon auszugehen, dass sich die beteiligten Akteure in den jeweiligen Arbeitsfeldern unterscheiden. Aus diesem Grund ist es denkbar eine Lernsituation zu ge-

stalten die gemeinsam beginnt und eine Trennung an geeigneter Stelle vorsieht.

4.2 Herausfordernde Tätigkeiten von ATA und OTA

Thiersch (2012) definiert herausfordernde Situationen als hohe Anforderungen, die durch Anstrengung und neue Ideen zur Lösung durchaus zu bewältigen sind. Neu entdeckte und aktivierte Kräfte können einen Menschen motivieren, sich der Herausforderung zu stellen.

4.2.1 Eingriffe assistieren als übergeordnete Tätigkeit

Es fällt auf, dass in dieser übergeordneten Tätigkeit grundlegend unterschiedliche Herausforderungen benannt bzw. beobachtet worden sind.

Bei der Anästhesie mitarbeiten und Bei der Operation mitarbeiten
Herausfordernd empfinden ATA in der Kernaufgabe *„Bei der Anästhesie mitarbeiten"*, vor allem das Assistieren bei vielen kleinen Eingriffen, was folgende Aussage deutlich macht:

> „[…] viele kleine Eingriffe […] da muss man gut strukturiert bleiben […] den Überblick behalten, […], zügig und gewissenhaft […]"

Als Maßnahme, um in dieser Herausforderung handeln zu können, benannten ATA das zügige und strukturierte Arbeiten und dass es entscheidend sei, auch in Stresssituationen ruhig zu bleiben. Dieses setzt jedoch eine hohe Selbstkompetenz voraus, weshalb es bedeutsam ist, den Unterricht danach auszurichten.

OTA äußerten innerhalb der Kernaufgabe *„Bei der Operation mitarbeiten"* hingegen eher intraoperative Herausforderungen, wie das Arbeiten mit defekten Medizinprodukten oder das Durchführen von Wundversorgungen bei riechenden Wunden.

Obwohl es sich um grundlegend unterschiedliche Herausforderungen handelt, ist es jedoch wahrscheinlich, dass beide Berufsgruppen die jeweiligen Herausforderungen im Laufe der Berufsjahre erleben werden. Als Beispiel sei hier das Tragen der unpassenden Röntgenschürze genannt (Tab. 3.24). Zwar wurde dieses nur bei OTA benannt, jedoch benötigen auch ATA Röntgenschürzen zum Eigenschutz. Es ist nicht davon auszugehen, dass in diesem Fall immer die passenden Röntgenschürzen vorhanden sind, weshalb auch diese Berufsgruppe auf die Herausforderung vorzubereiten ist.

wurde (Tab. 3.11). Im Vordergrund steht hierbei das gleichzeitige Verrichten mehrerer Tätigkeiten, insbesondere das Arbeiten unter Zeitdruck, das Organisieren von freien Aufwachraumplätzen sowie den Überblick über viele Patienten zu behalten. Dieses setzt unserer Ansicht nach eine hohe Methodenkompetenz voraus, welche im Unterrichtsgeschehen berücksichtigt werden sollte. Da OTA nicht im Aufwachraum eingesetzt sind, ist hier die Ausgestaltung getrennter Lernsituation notwendig.

Beispiel

Innerhalb der Gestaltung von Lernsituationen können Sie eine Komplexitätssteigerung über die Anzahl der herausfordernden Tätigkeiten stattfinden lassen. Beziehen Sie beispielsweise diese Herausforderungen innerhalb der Lernsituationen allgemeiner Tätigkeiten ein. ◄

Beispiel

An dieser Stelle könnten Sie als Lehrkraft, OTA – Auszubildende nach der größten Herausforderung innerhalb der Patientenversorgung zu fragen, um diese Auszubildenden auch auf Herausforderungen vorzubereiten.

In Notfallsituationen handeln

Innerhalb dieser Kernaufgabe erleben beide Berufsgruppen Herausforderungen. Während ATA lebensbedrohliche Zwischenfälle während der Narkose angeben (Tab. 3.15), empfinden OTA den Notkaiserschnitt als belastend (Tab. 3.27). Um die unterschiedlichen Herausforderungen in den Blick zu nehmen, sollten die ATA-, und OTA-Auszubildenden an dieser Stelle getrennt werden (Abschn. 6.4.3.1 und Abschn. 6.4.3.2).

Es besteht jedoch die Möglichkeit, eine gemeinsame Lernsituation zur Kompensation und Bewältigung beruflicher Belastungen sowie Unterstützungsangebote durchzuführen.

4.2.2 Patienten versorgen als übergeordnete Tätigkeit

Auch die Herausforderungen, die ATA und OTA bei der Patientenversorgung erleben, unterscheiden sich grundsätzlich.

Im Aufwachraum arbeiten

Auffällig ist, dass das Arbeiten im Aufwachraum von ATA als „größte Herausforderung" benannt

Im ambulanten OP arbeiten

In der Kernaufgabe „Im ambulanten OP arbeiten" wird seitens der ATA die hohe Fluktuation als Herausforderung benannt (Tab. 3.11). Hier wäre es spannend zu erfahren, ob auch OTA dieses als herausfordernd empfinden, was Sie im Unterrichtsgeschehen abfragen könnten (Abschn. 6.1). Wenn auch OTA eine hohe Fluktuation im ambulanten OP als herausfordernd betrachten, ist an dieser Stelle eine gemeinsame Lernsituation anzustreben.

Beobachten

Innerhalb dieser Kernaufgabe gaben ATA an, dass es herausfordernd sei, ängstliche und sedierte Patienten einzuschätzen. Ähnliche Aussagen wurden innerhalb der Kernaufgabe „Kommunizieren" getroffen, was folgende Aussage deutlich macht:

> „[…] kleine Momentaufnahme […], wo sie vielleicht schon sediert sind […] oder wo sie ganz doll Angst haben […] das find ich […] dann eine Herausforderung".

Insbesondere empfinden ATA hier auch die Betreuung von Kindern als herausfordernd (Tab. 3.14).

Die Kommunikation mit Patienten wird jedoch auch von OTA als herausfordernd erlebt. Vor allem liegt hier der Schwerpunkt auf der Begleitung von Patienten in Lokalanästhesie, wo zudem das Problem des Arbeitens unter Zeitdruck benannt wurde. Dieses mach die nachfolgende Aussage aus Rewer (2019) deutlich:

> „… mir wäre es lieber gewesen, der Patient wäre etwas später gekommen […]. Dann hätten wir den Saal richtig vorbereiten können […]. Dann hätte ich mich um die Patientin kümmern können, […] wäre alles für mich persönlich etwas entspannter gewesen".

An dieser Stelle wäre es denkbar den Unterricht gemeinsam zu beginnen, da davon auszugehen ist, dass auch OTA zukünftig im ambulanten OP mit Angehörigen, Kindern und ängstlichen sowie sedierten Patienten kommunizieren müssen. Um die verschiedenen Schwerpunkte in den Fokus zu setzten, würde sich im Verlauf eine fachspezifische Trennung anbieten.

Bei der Mobilisation unterstützen
Auch in dieser Kernaufgabe wurden von ATA und OTA einige Herausforderungen benannt. Bei den OTA steht hier die Lagerung im Vordergrund (Tab. 3.24), ATA hingegen erleben das Einschleusen von Patienten aller Altersstufen mit Schmerzen und Frakturen als herausfordernd (Tab. 3.11). Da beide Berufsgruppen für das Einschleusen und Lagern von Patienten zuständig sind, wäre hier eine gemeinsame Lernsituation sinnvoll.

Bei der Therapie mitarbeiten
Seitens der ATA wurde hier das empathische Begleiten von Patienten, insbesondere unter Zeitdruck, als herausfordernd benannt (Tab. 3.14). Als Maßnahme wurde hier das notwendige Ausstrahlen von Ruhe, sowie das zügige und strukturierte Arbeiten benannt. Da anzunehmen ist, dass OTA diese Tätigkeit ebenso herausfordernd erleben, bietet sich an dieser Stelle eine gemeinsame Lernsituation an.

4.2.3   Kommunizieren als übergeordnete Tätigkeit

Auch in der Kommunikation fallen Herausforderungen auf.

Kommunizieren
Innerhalb der Kernaufgabe „Kommunizieren" wurde zum einen von ATA das Kommunizieren in Notfallsituationen benannt (Tab. 3.15). Folgende Aussage soll Ihnen verdeutlichen, was hiermit gemeint ist:

> „[…] vergessen […] übers Tuch zu kommunizieren, dass wir jetzt hier in einer Notfallsituation sind […]".

Demnach würde sich ein gemeinsamer Unterricht anbieten, insbesondere mit dem Schwerpunkt auf die intra-, und interdisziplinäre Kommunikation, welche sich nach der ATA-OTA-APrV an grundlegenden Werten aus Psychologie und Soziologie orientieren soll.

Beispiel

Beziehen Sie beispielsweise auch diese Herausforderung innerhalb der Allgemeinen Tätigkeiten mit ein. So knüpfen Sie an der Berufsrealität an und nehmen mit der Notfallsituation gleichzeitig eine Komplexitätssteigerung vor. ◄

4.2.4   Eingriffe vor- und nachbereiten als übergeordnete Tätigkeit

Bei der Anästhesievorbereitung mitarbeiten
Das zu frühe Einschleusen sowie das gleichzeitige Verrichten mehrerer Tätigkeiten benannten ATA an dieser Stelle als herausfordernd (Tab. 3.11). Folgende Aussage soll Ihnen zur Verdeutlichung einen Eindruck geben:

> „Dienstbeginn ist […] um 7 Uhr […] vor halb acht sollte kein Patient auftauchen, sodass wir von der Anästhesie die Chance haben, in dieser halben Stunde wirklich alles vorzubereiten".

An dieser Stelle ist es nach Aussage von ATA hilfreich, zügig und strukturiert zu arbeiten und auch unter Stress Ruhe zu bewahren, was unser Ansicht nach unter anderem eine hohe Selbstkompetenz voraussetzt. Es ist anzunehmen, dass auch OTA bei der Unterbrechung von Tätigkeiten, wie beim unplanmäßigen Einschleusen, unter Stress geraten. Diese Herausforderung wäre in einer gemeinsame Lernsituation zu Methoden der Stressbewältigung denkbar.

4.2.5 In Notfallsituationen handeln als übergeordnete Tätigkeit

Deutlich herausstellen konnten wir, dass der Aufwachraum von allen Befragten der ATA als herausforderndster Arbeitsplatz benannt wurde. ATA arbeiten im Aufwachraum allein, müssen viele Patienten beobachten und in Notfallsituationen handeln. Als Maßnahme wurde hier das mögliche Auslösen des Notfallalarms sowie eine gute Organisation benannt. Dieses setzt eine hohe Selbst-, und Methodenkompetenz voraus, weshalb es bedeutsam ist, diese im Unterrichtsgeschehen zu berücksichtigen. Da der Aufwachraum nicht zum Arbeitsplatz der OTA gehört, bietet sich an dieser Stelle keine gemeinsame Lernsituation an. Vorstellbar wäre es, den Unterricht gemeinsam zu beginnen, ATA und OTA im Verlauf zu trennen und innerhalb der Trennung jeweilige fachspezifische Schwerpunkte zu berücksichtigen. Auch OTA müssen in der Lage sein, in Notfallsituationen allein handeln zu können. Gerade im Bereitschaftsdienst ist nicht sichergestellt, dass bei jeder Handlung ein Arzt vor Ort ist, auch können Notfälle während einer Ein- oder Ausschleusung auftreten.

Fazit

- Mithilfe der Forschungsergebnisse können gemeinsame und getrennte Lernsituationen eruiert werden
- Herausforderungen ermöglichen eine Komplexitätssteigerung
- Die meisten Herausforderungen von ATA und OTA wurden zu der Thematik gleichzeitiges Verrichten mehrerer Tätigkeiten und das Arbeiten unter Zeitdruck benannt
- Mithilfe der Forschungsergebnisse ist es möglich, einen Handlungs- und Situationsbezug zu dem jeweiligen Beruf herzustellen

Literatur

Anästhesietechnische- und Operationstechnische-Assistenten-Ausbildungs- und -Prüfungsverordnung (2020). Zugriff am 18.11.2022. Verfügbar unter https://www.gesetze-im-internet.de/ata-ota-aprv/BJNR229510020.html.

Aschemann, D. (2009). OP-Lagerungen für Fachpersonal. Heidelberg: Springer

Berentzen, J. & Lennartz, S. (2010). Arbeitsplatz Operationsabteilung: Physische Belastungen für OP-Personal – Möglichkeiten der Gesundheitsförderung und Prävention. OP Journal, 26 (1), 48–53.

Bundesagentur für Arbeit (2021). Anästhesietechnische/r Assistent/in. Tätigkeitsinhalte. Zugriff am 14.12.2022 Verfügbar unter https://berufenet.arbeitsagentur.de/berufenet/faces/index?path=null/kurzbeschrei bung/taetigkeitsinhalte&dkz=51027

Götz, B., Keller, N. Föhre, B., König, S. & Spies, C. (2016). Strukturierte Patientenübergabe im Aufwachraum. AINS, 51 (02), 77–78.

Kultusministerkonferenz (2021). Handreichung für die Erarbeitung von Rahmenlehrplänen der Kultusministerkonferenz für den berufsbezogenen Unterricht in der Berufsschule und ihre Abstimmung mit Ausbildungsordnungen des Bundes für anerkannte Ausbildungsberufe. Zugriff am 14.12.2022 Verfügbar unter https://www.kmk.org/fileadmin/veroeffentlichungen_beschluesse/2021/2021_06_17-GEP-Handreichung.pdf

Kurthen, T. (2018). Operation kindgerecht und sicher: Herausforderungen der Anästhesiologie. Zugriff am 04.02.2022. Verfügbar unter https://www.diewirtschaft-koeln.de/operation-kindgerecht-und-sicher_id3951.html.

Robert Koch-Institut (2018). Prävention postoperativer Wundinfektionen. Empfehlung der Kommission für Krankenhaushygiene und Infektionsprävention (KRINKO) beim Robert Koch-Institut. Bundesgesundheitsblatt, Gesundheitsforschung, Gesundheitsschutz, 61 (4), 448–473.

Robinsohn, S. (1975). Bildungsreform als Revision des Curriculum. Arbeitsmittel für Studium und Unterricht. Neuwied: Luchterhand.

Thiersch, H. (2012). Herausforderndes Verhalten. In Thiersch, H. (Hrsg.), Soziale Arbeit und Lebensweltorientierung: Handlungskompetenz und Arbeitsfelder.

Gesammelte Aufsätze (Band 2, S. 100–112). Weinheim: Juventa.
Zschernack, S., Göbel, M., Friesdorf, W., Gödecke, K.,
Penth, S. & Reschke, R. (2004). Abschlussbericht
Sicherheit und Gesundheit im Operationssaal. Zugriff am 20.08.2021. Verfügbar unter https://www.
infektionsschutz.gesundheitsdienstportal.de/_docs/
quellen/SIGOS.pdf

Entwicklung eines Grobrasters für die Jahresplanung

Vielleicht fragen Sie sich nun, was wir eigentlich mit den Erkenntnissen gemacht haben. Da wir wussten, dass es noch keinen Rahmenlehrplan gibt, haben wir einen beispielhafte Jahresplanung für die dreijährige ATA-OTA-Ausbildung entwickelt. In dieser Jahresplanung wurden **nur die von uns ermittelten** allgemeinen sowie herausfordernden Tätigkeiten von ATA und OTA aufgenommen.

Mit unseren gewonnenen Erkenntnissen konnten wir insgesamt zehn Theorieblöcke planen. Hierbei haben wir gemeinsame und getrennte Unterrichtsinhalte berücksichtigt. Der 11. und 12. Theorieblock sollen der Prüfungsvorbereitung, Wiederholung von Inhalten sowie der Durchführung der schriftlichen und mündlichen Abschlussprüfungen dienen, weshalb diese nicht aufgeführt werden. So kommen wir auf vier Theorieblöcke pro Ausbildungsdrittel.

Im Verlaufe der Ausbildung werden die Auszubildenden in den Theorieblöcken zur Komplexitätssteigerung vermehrt mit herausfordernden und komplexeren Situationen konfrontiert. Die im Ausbildungsverlauf zunehmende Anzahl der beteiligten Akteure und der Dringlichkeit der Operationen dienen ebenfalls der Komplexitätssteigerung. Sie werden feststellen, dass der Fokus der theoretischen Ausbildung zu Beginn eher auf einfache, wenig komplexe Tätigkeiten und Herausforderungen

und geplanten Operationen gelegt wird. Je weiter die Ausbildung voranschreitet, desto komplexer werden die Tätigkeiten und Herausforderungen. Außerdem kommen neben den geplanten Operation ungeplante bis hin zu Notfall-Operationen hinzu.

In den folgenden Abbildungen wird die Jahresplanung detailliert dargestellt. **Gemeinsame** Unterrichtsinhalte sind **Gelb** gekennzeichnet. Unterrichtsinhalte die nur **ATA** betreffen sind in **Blau** dargestellt. **Grün** gekennzeichnet sind die Unterrichtsinhalte, die nur **OTA** betreffen. Kompetenzschwerpunkt werden in den Abbildungen mit KS abgekürzt. Ab dem zweiten Theorieblock ist der Einstieg in jeden Theorieblock grundsätzlich eine Praxisreflexion.

So sind wir in unserer Planung vorgegangen: Im **ersten Theorieblock** (Abb. 5.1) haben wir den Fokus auf das hygienische Arbeiten, der Dokumentation sowie der Vor- und Nachbereitung von berufsfeldspezifischen Maßnahmen gelegt. Das Bestreben ist es, den Auszubildenden elementares Wissen als grundlegende Voraussetzung für den ersten praktischen Einsatz (Orientierungseinsatz) im Zentral-OP zu vermitteln. Bereits im ersten Block haben wir sowohl gemeinsame als auch getrennte Unterrichte geplant. Die Auszubildenden sollen im ersten Theorieblock nicht überfordert werden, weshalb wir an dieser Stelle lediglich eine herausfordernde Situation miteinbezogen haben.

1. Ausbildungsdrittel 1.Theorieblock					
Einstieg in den Theorieblock Mit Ausbildung in Schule und Betrieb beginnen					
Gemeinsamer Unterricht: Allgemeine Tätigkeiten					
Übergeordnete Tätigkeiten	**Kernaufgaben**	**Allgemeine Tätigkeiten**	**Beteiligte Akteure**	**Ausbildungsziele**	**KS**
Eingriffe vor- und nachbereiten	Hygienisch arbeiten	Als ATA / OTA vor Dienstbeginn die Bereichskleidung anlegen	• ATA • OTA • Auszubildender	Einhalten der Hygienevorschriften sowie der rechtlichen Arbeits- und Gesundheitsschutzvorschriften	8
		Als ATA / OTA den Mundschutz aufsetzen			
		Als ATA / OTA die Händedesinfektion durchführen			
		Als ATA / OTA stets steril arbeiten			
		Als ATA / OTA das Sterilgut kontrollieren			
		Als ATA / OTA notwendige Maßnahmen ausführen, um sich vor Infektionen zu schützen			
Eingriffe vor- und nachbereiten	Bei der Operations-vorbereitung mitarbeiten	Als ATA / OTA die benötigten Einmalmaterialien vorbereiten	• ATA • OTA • Auszubildender	Geplantes und strukturiertes Vorbereiten, Durchführen und Nachbereiten von berufsfeldspezifischen Maßnahmen der medizinischen Diagnostik und Therapie	1
	Bei der Anästhesie-vorbereitung mitarbeiten				
Patienten versorgen	Bei der Therapie mitarbeiten	Als ATA / OTA den Patienten auf Nüchternheit und Allergien kontrollieren	• ATA • OTA • Auszubildender	Überwachen des gesundheitlichen Zustandes der Patientinnen und Patienten und seines Verlaufs während des Aufenthaltes in den jeweiligen Versorgungsbereichen	1
Eingriffe vor- und nachbereiten	Dokumentieren	Als ATA / OTA die Patientendaten dokumentieren	• ATA • OTA • Auszubildender	Durchführen von qualitätssichernden und organisatorischen Maßnahmen in den jeweiligen Einsatzbereichen sowie Dokumentieren der angewendeten Maßnahmen	1
		Als ATA / OTA die präoperativ vorbereiteten Chargen dokumentieren			
		Als ATA / OTA Standzeiten von Flüssigkeiten dokumentieren			
Eingriffe assistieren	Bei der Operation mitarbeiten	Als ATA / OTA die notwendigen medizinisch-technischen-Geräte bedienen	• ATA • OTA • Auszubildender	Sach- und fachgerechtes Umgehen mit Medikamenten, medizinischen Geräten und Materialien sowie mit Medizinprodukten	1
Eingriffe vor- und nachbereiten	Bei der Operations-nachbereitung mitarbeiten	Als ATA / OTA postoperativ die medizinisch-technischen-Geräte entsorgen	• ATA • OTA • Auszubildender	Aufbereiten von Medizinprodukten und medizinischen Geräten	1
	Die Arbeit organisieren	Als ATA / OTA die Lagerbestände kontrollieren	• ATA • OTA • Auszubildender		
	Bei der Anästhesie-vorbereitung mitarbeiten	Als ATA / OTA präoperativ Material auffüllen	• ATA • OTA • Auszubildender	Sicherstellen der Funktions- und Betriebsbereitschaft des jeweiligen Versorgungsbereichs	
	Bei der Anästhesie-nachbereitung mitarbeiten	Als ATA / OTA den Arbeitsplatz aufräumen, auffüllen und desinfizieren	• ATA • OTA • Auszubildender		
Getrennter Unterricht: Allgemeine Tätigkeiten					
Übergeordnete Tätigkeiten	**Kernaufgaben**	**Allgemeine Tätigkeiten**	**Beteiligte Akteure**	**Ausbildungsziele**	
Eingriffe vor- und nachbereiten	Bei der Anästhesie-vorbereitung mitarbeiten	Als ATA den Einleitungsraum vorbereiten	• ATA • Auszubildender	Herstellen der Funktions- und Betriebsfähigkeit des anästhesiologischen Versorgungsbereichs	1
	Bei der Anästhesie-vorbereitung	Als ATA die Funktionskontrolle von Medizinisch-Technischen-Geräten durchführen (Narkosegerät)	• ATA • Auszubildender	Herstellen der Funktions- und Betriebsfähigkeit des anästhesiologischen Versorgungsbereichs	1

Abb. 5.1 Teil-Jahresplanung des 1. Theorieblocks im 1. Ausbildungsdrittel der ATA-OTA-Ausbildung unter Einbezug der empirisch erhobenen Tätigkeiten, Ausbildungsziele des ATA-OTA-G und der Kompetenzschwerpunkte der APrV; weitere Inhalte teilweise angelehnt an KraniCH (Schneider et al., 2018); Darstellung teilweise angelehnt an Schneider & Hamar, 2020

Übergeordnete Tätigkeiten	Kernaufgaben	Herausfordernde Tätigkeiten	Beteiligte Akteure	Ausbildungsziele	KS
	mitarbeiten	Als ATA den Einleitungsraum für die nachfolgende Operation vorbereite			1
Eingriffe vor- und nachbereiten	Bei der Anästhesie-nachbereitung mitarbeiten	Als ATA die Medizinprodukte kontrollieren (Narkosewagen)	• ATA • Auszubildender	Herstellen der Funktions- und Betriebsfähigkeit des anästhesiologischen Versorgungsbereichs	1
	Bei der Anästhesie-nachbereitung mitarbeiten	Als ATA Infusionen, Tubus und Larynxmaske bereitlegen	• ATA • Auszubildender		
		Als ATA die Infusionsbraunüle sowie Infusion richten			
		Als ATA das Monitor-Equipment und Medikamente vorbereiten			
		Als ATA den Narkosewagen auffüllen			
Patienten versorgen	Bei der Therapie mitarbeiten	Als ATA den Patienten präoperativ verkabeln	• ATA • Auszubildender • Patient	Überwachen des gesundheitlichen Zustandes der Patientinnen und Patienten und seines Verlaufs während des Aufenthaltes in den jeweiligen Versorgungsbereichen und Aufwacheinheiten außerhalb von Intensivtherapiestationen	1
Eingriffe assistieren	Dokumentieren	Als OTA die Zählkontrolle durchführen	• OTA • Auszubildender	Geplantes und strukturiertes Ausführen der Springertätigkeit	
		Als OTA die intraoperativ genutzten Implantate dokumentieren			
Eingriffe vor- und nachbereiten	Bei der Operations-vorbereitung mitarbeiten	Als OTA medizinisch-technische-Geräte bereitstellen, anschließen und überprüfen	• OTA • Auszubildender	Vorbereiten und Koordinieren der zur Durchführung operativer Eingriffe erforderlichen Arbeitsabläufe und deren Nachbereitung	1
		Als OTA medizinisch-technische-Geräte vorbereiten			
Eingriffe assistieren	Bei der Operation mitarbeiten	Als OTA im Springerdienst intraoperativ heruntergefallene Instrumente entsorgen	• OTA • Auszubildender	Geplantes und strukturiertes Ausführen der Springertätigkeit	
Eingriffe vor- und nachbereiten	Die Arbeit organisieren	Als OTA benötigte Implantate präoperativ organisieren	• OTA • Auszubildender	Herstellen der Funktions- und Betriebsfähigkeit des operativen Versorgungsbereichs	
Eingriffe vor- und nachbereiten	Bei der Operations-nachbereitung	Als OTA postoperativ das Instrumentarium entsorgen	• OTA • Auszubildender	Vorbereiten und Koordinieren der zur Durchführung operativer Eingriffe erforderlichen	1
	mitarbeiten	Als OTA postoperativ die OP-Feldabdeckung entsorgen	• OTA • Auszubildender	Arbeitsabläufe und deren Nachbereitung	
		Als OTA postoperativ die kontaminierten Siebe entsorgen			

Gemeinsamer Unterricht: Herausfordernde Tätigkeiten					
Übergeordnete Tätigkeiten	**Kernaufgaben**	**Herausfordernde Tätigkeiten**	**Beteiligte Akteure**	**Ausbildungsziele**	**KS**
Eingriffe assistieren	Bei der Operation mitarbeiten	Als ATA / OTA schwere, unpassende Röntgenschürzen über einen langen Zeitraum tragen	• ATA • OTA • Auszubildender	Sach- und fachgerechtes Umgehen mit Medikamenten, medizinischen Geräten und Materialien sowie mit Medizinprodukten	4

Weitere Hinweise zum 1. Theorieblock	
Versorgungsbereiche	Zentral-OP
Dringlichkeitsstufen der Operationen	Elektive OP
Anforderungen in diesem Theorieblock	Rückenschonendes Arbeiten
Weitere Inhalte des Theorieblockes	Lernerfolgskontrollen
	Theorieblockevaluation
	Weitere individuelle Inhalte

Abb. 5.1 (Fortsetzung)

Im **zweiten Theorieblock** (Abb. 5.2) haben wir unter anderem das geplante und strukturierte Ausführen von berufsfeldspezifischen Maßnahmen bei elektiven Eingriffen in den Vordergrund gestellt. Auch in diesem Theorieblock haben wir sowohl gemeinsame als auch getrennte Unterrichte geplant. Der Schwerpunkt liegt weiterhin noch auf elektiven Eingriffen im Zentral-OP. Tätigkeiten wie der fachgerechte Umgang mit Medikamenten, der sach- und fachgerechte Umgang mit Medizinisch-Technischen Geräten und Medizinprodukten sowie das Anreichen von Verbrauchsgütern haben wir hier verortet. Zur Komplexitätssteigerung wurden bedarfsgerechte Maßnahmen am Patienten, als Beispiel die Lagerung und Überwachung der Patienten, von uns einbezogen. Die Komplexitätssteigerung findet über die Anzahl der herausfordernden Tätigkeiten statt. Im Zusammenhang der bedarfsgerechten Maßnahmen am Patienten, haben wir die Herausforderungen innerhalb dieses Blockes in den Tätigkeiten der Lagerung und Wundversorgung vorgesehen.

1. Ausbildungsdrittel 2. Theorieblock					
Gemeinsamer Unterricht: Allgemeine Tätigkeiten					
Übergeordnete Tätigkeiten	**Kernaufgaben**	**Allgemeine Tätigkeiten**	**Beteiligte Akteure**	**Ziele**	**KS**
Patienten versorgen	Bei der Mobilisation unterstützen	Als ATA / OTA den Patienten lagern	• ATA • OTA • Auszubildender	Durchführen von bedarfsgerechten Maßnahmen und Verfahren zur Betreuung der Patientinnen und Patienten während ihres Aufenthaltes im **anästhesiologischen** bzw. **operativen** Versorgungsbereich unter Berücksichtigung ihres jeweiligen physischen und psychischen Gesundheitszustandes	1
Patienten versorgen	Im Team zusammenarbeiten	Als ATA die Patienten gemeinsam mit Operationsfachkräften lagern	• ATA • OTA • Auszubildender		3
Eingriffe assistieren	Bei Therapie mitarbeiten	Als ATA / OTA dem Patienten einen Blasenverweilkatheter legen	• ATA • OTA • Auszubildender • Patient	Eigenständiges Durchführen ärztlich veranlasster Maßnahmen in **anästhesiologischen** und **operativen** Funktionsbereichen und weiteren Versorgungsbereichen	1
Eingriffe assistieren	Bei der Operation mitarbeiten Bei der Anästhesie mitarbeiten	Als ATA / OTA intraoperativ medizinisch-technische-Geräte austauschen	• ATA • OTA • Auszubildender	Sach- und fachgerechtes Umgehen mit Medikamenten, medizinischen Geräten und Materialien sowie mit Medizinprodukten	1
Getrennter Unterricht: Allgemeine Tätigkeiten					
Übergeordnete Tätigkeiten	**Kernaufgaben**	**Herausfordernde Tätigkeiten**	**Beteiligte Akteure**	**Ausbildungsziele**	**KS**
Eingriffe vor- und nachbereiten	Die Arbeit organisieren	Als OTA die Rollenverteilung von Instrumentierenden und Springer besprechen	• OTA • Auszubildender	Herstellen der Funktions- und Betriebsfähigkeit des operativen Versorgungsbereichs	3
Patienten versorgen	Beobachten	Als OTA die Lagerung des Patienten beobachten	• ATA • Auszubildender	Durchführen von bedarfsgerechten Maßnahmen und Verfahren zur Betreuung der Patientinnen	1
				und Patienten während ihres Aufenthaltes im operativen Versorgungsbereich unter Berücksichtigung ihres jeweiligen physischen und psychischen Gesundheitszustandes	
Eingriffe assistieren	Bei der Therapie mitarbeiten	Als OTA die OP-Felddesinfektion vorbereiten und die Desinfektion unterstützen	• OTA • Auszubildender	Geplantes und strukturiertes Ausführen der Springertätigkeit	8
Eingriffe assistieren	Bei der Operation mitarbeiten	Als OTA die OP-Felddesinfektion beobachten	• OTA • Auszubildender	Geplantes und strukturiertes Ausführen der Springertätigkeit	8
		Als OTA intraoperativ für ausreichend Licht sorgen	• OTA • Auszubildender • Operateur	Fach- und situationsgerechtes Assistieren bei operativen Eingriffen in operativen Funktionsbereichen und weiteren Versorgungsbereichen	
		Als OTA intraoperativ Verbrauchsgüter anreichen			
		Als OTA den Wundverband für den Patienten vorbereiten	• OTA • Auszubildender • Patient	Geplantes und strukturiertes Ausführen der Springertätigkeit	1
		Als OTA eine Blutleere anlegen			
Patienten versorgen	Bei der Therapie mitarbeiten	Als ATA den Patienten in der Narkoseeinleitung begleiten	• ATA • Auszubildender • Anästhesist • Patient	Durchführen von bedarfsgerechten Maßnahmen und Verfahren zur Betreuung der Patientinnen und Patienten während ihres Aufenthaltes im anästhesiologischen Versorgungsbereich unter Berücksichtigung ihres jeweiligen physischen und psychischen Gesundheitszustandes	1
		Als ATA die Kreislaufparameter des Patienten überwachen		Überwachen des gesundheitlichen Zustandes der Patientinnen und Patienten und seines Verlaufs während des Aufenthaltes in den jeweiligen Versorgungsbereichen und Aufwacheinheiten außerhalb von	
		Als ATA das Monitoring intraoperativ überwachen			

Abb. 5.2 Teil-Jahresplanung des 2. Theorieblocks im 1. Ausbildungsdrittel der ATA-OTA-Ausbildung unter Einbezug der empirisch erhobenen Tätigkeiten, Ausbildungsziele des ATA-OTA-G und der Kompetenzschwerpunkte der APrV; weitere Inhalte teilweise angelehnt an KraniCH (Schneider et al., 2018); Darstellung teilweise angelehnt an Schneider & Hamar, 2020

		Als ATA intraoperativ die Beatmung des Patienten überwachen		Intensivtherapiestationen	
Eingriffe vor- und nachbereiten	Bei der Anästhesievorbereitung mitarbeiten	Als ATA Medikamente richten	• ATA • Auszubildender	Vorbereiten und Koordinieren der zur Durchführung anästhesiologischer Maßnahmen und Verfahren erforderlichen Arbeitsabläufe sowie deren Nachbereitung	1
Gemeinsamer Unterricht: Herausfordernde Tätigkeiten					
Übergeordnete Tätigkeiten	**Kernaufgaben**	**Herausfordernde Tätigkeiten**	**Beteiligte Akteure**	**Ausbildungsziele**	**KS**
Eingriffe vor- und nachbereiten	Bei der Anästhesievorbereitung mitarbeiten	Als ATA / OTA durch zeitgleich anfallende Aufgaben unter Stress geraten	• ATA • OTA • Auszubildender	Analyse, Evaluation, Sicherung und Weiterentwicklung der Qualität des eigenen beruflichen Handelns	1
Patienten versorgen	Bei der Mobilisation unterstützen	Als ATA / OTA Patienten mit schlechtem Allgemeinzustand lagern	• ATA • OTA • Auszubildender • Patient	Übernehmen der Patientinnen und Patienten in den jeweiligen Versorgungsbereichen unter Berücksichtigung ihres gesundheitlichen Zustandes	1
		Als ATA / OTA Patienten mit großen Weichteildefekten lagern			
		Als ATA / OTA allein oder mit zu wenig Personal adipösen Patienten lagern	• ATA • OTA • Auszubildender • Patient		4
Eingriffe assistieren	Bei der Operation mitarbeiten	Als ATA / OTA Wundversorgung bei riechenden Wunden durchführen und als belastend erleben	• ATA • OTA • Auszubildender • Patient • Operateur • Anästhesist	Fach- und situationsgerechtes Assistieren bei anästhesiologischen Maßnahmen und Verfahren und operativen Eingriffen in **anästhesiologischen** und **operativen** Funktionsbereichen und weiteren Versorgungsbereichen	2
Weitere Hinweise zum 2. Theorieblock					
Versorgungsbereiche	Zentral-OP				
Dringlichkeitsstufen der Operationen	Elektive OP				
Anforderungen in diesem Theorieblock	Stress				
	Lagerung bei eingeschränkten Patienten				
	Adipositas				
	Ekel				
Weitere Inhalte des Theorieblockes	Lernerfolgskontrollen				
	Lern- und Arbeitsaufgaben				
	Theorieblockevaluation				
	Probezeitprüfungen und -abschlussgespräche				
	Weitere individuelle Inhalte				

Abb. 5.2 (Fortsetzung)

Die Einschätzung, Beobachtung und Überwachung des gesundheitlichen Zustandes von Patienten im Zentral-OP haben wir mit gemeinsamen und getrennten Unterrichten für den **dritten Theorieblock** (Abb. 5.3) vorgesehen. Das fach- und situationsgerechte Assistieren bei einer geplanten Sectio caesarea im Zentral-OP sowie die Kommunikation im eigenen und berufsübergreifenden Team, legen ebenso eine Komplexitätssteigerung dar, wie die Einbeziehung zusätzlicher Akteure. Es handelt sich hierbei unter anderem um die Neugeborenen sowie die Angehörigen. Aus den ermittelten herausfordernden Tätigkeiten wird die Überwachung des gesundheitlichen Zustandes von ängstlichen und sedierten Patienten einbezogen. Ein Bestreben ist es, dass die ATA-OTA-Auszubildenden, auch unter Zeitdruck bedarfsgerechte Maßnahmen bei ängstlichen und sedierten Patienten im Zentral-OP durchführen können.

1. Ausbildungsdrittel 3. Theorieblock					
Gemeinsamer Unterricht: Allgemeine Tätigkeiten					
Übergeordnete Tätigkeiten	**Kernaufgaben**	**Allgemeine Tätigkeiten**	**Beteiligte Akteure**	**Ausbildungsziele**	**KS**
Patienten versorgen	Beobachten	Als ATA / OTA den Patienten intraoperativ beobachten	• ATA • OTA • Auszubildender • Operateur • Anästhesist • Patient	Überwachen des gesundheitlichen Zustandes der Patientinnen und Patienten und seines Verlaufs während des Aufenthaltes in den jeweiligen Versorgungsbereichen	1
		Als ATA / OTA den Zustand von Patienten einschätzen			
Kommunizieren	Im Team zusammen-arbeiten	Als ATA / OTA Informationen über defekte medizinische Geräte weitergeben	• ATA • OTA • Auszubildender • Operateur • Anästhesist	Interdisziplinäre und multiprofessionelle Zusammenarbeit und fachliche Kommunikation	1
		Als ATA / OTA im Team miteinander kommunizieren			3
		Als ATA / OTA Absprachen im Team treffen			
Eingriffe assistieren	Bei der Anästhesie mitarbeiten	Als ATA / OTA bei Sectios assistieren	• ATA • OTA • Auszubildender • Operateur • Anästhesist • Patient • Neugeborenes • Angehöriger	Fach- und situationsgerechtes Assistieren bei anästhesiologischen Maßnahmen und Verfahren und operativen Eingriffen in anästhesiologischen und operativen Funktionsbereichen und weiteren Versorgungsbereichen	1

Getrennter Unterricht:　Allgemeine Tätigkeiten					
Übergeordnete Tätigkeiten	**Kernaufgaben**	**Allgemeine Tätigkeiten**	**Beteiligte Akteure**	**Ausbildungsziele**	**KS**
1. Ausbildungsdrittel 3. Theorieblock					
Eingriffe assistieren	Bei der Anästhesie mitarbeiten	Als ATA bei der Narkose, Narkoseweiterführung assistieren	• ATA • Auszubildender • Anästhesist • Patient	Fach- und situationsgerechtes Assistieren bei anästhesiologischen Maßnahmen und Verfahren in anästhesiologischen Funktionsbereichen und weiteren Versorgungsbereichen	1
Eingriffe assistieren	Bei der Narkose-ausleitung assistieren	Als ATA die Larynxmaske entfernen und die Atmung des Patienten überprüfen	• ATA • Auszubildender • Anästhesist • Patient	Eigenständiges Durchführen ärztlich veranlasster Maßnahmen in anästhesiologischen Funktionsbereichen und weiteren Versorgungsbereichen	1
Patienten versorgen	Beobachten	Als ATA narkotisierte Patienten beobachten	• ATA • Auszubildender • Anästhesist • Patient	Überwachen des gesundheitlichen Zustandes der Patientinnen und Patienten und seines Verlaufs während des Aufenthaltes in den jeweiligen Versorgungsbereichen und Aufwacheinheiten außerhalb von Intensivtherapiestationen	1
Patienten versorgen	Bei der Operation mitarbeiten	Als OTA die Operation beobachten	• OTA • Auszubildender • Operateur • Patient	Überwachen des gesundheitlichen Zustandes der Patientinnen und Patienten und seines Verlaufs während des Aufenthaltes in den jeweiligen Versorgungsbereichen außerhalb von Aufwacheinheiten und Intensivtherapiestationen	1
Eingriffe assistieren	Bei der Operation mitarbeiten	Als OTA intraoperativ die medizinisch-technischen-Geräte anschließen und bedienen	• OTA • Auszubildender • Operateur	Sach- und fachgerechtes Umgehen mit Medikamenten, medizinischen Geräten und Materialien sowie mit Medizinprodukten	1

Gemeinsamer Unterricht: Herausfordernde Tätigkeiten					
Übergeordnete Tätigkeiten	**Kernaufgaben**	**Herausfordernde Tätigkeiten**	**Beteiligte Akteure**	**Ausbildungsziele**	**KS**
Patienten versorgen	Beobachten	Als ATA den Zustand ängstlicher und sedierter Patienten einschätzen	• ATA • Auszubildender • Anästhesist • Patient	Überwachen des gesundheitlichen Zustandes der Patientinnen und Patienten und seines Verlaufs während des Aufenthaltes in den jeweiligen Versorgungsbereichen	1
Eingriffe assistieren	Bei der Operation mitarbeiten	Als ATA / OTA defekte Medizinprodukte erleben	• ATA • OTA • Auszubildender	Sach- und fachgerechtes Umgehen mit Medikamenten, medizinischen Geräten und Materialien sowie mit Medizinprodukten	5

1. Ausbildungsdrittel 3. Theorieblock	
Weitere Hinweise zum 3. Theorieblock	
Versorgungsbereiche	Zentral-OP
Dringlichkeitsstufen der Operationen	Elektive OP
Anforderungen in diesem Theorieblock	Ängstliche und sedierte Patienten
	Zeitdruck
	Defekte Medizinprodukte
Weitere Inhalte des Theorieblockes	Lernerfolgskontrollen
	Lern- und Arbeitsaufgaben
	Theorieblockevaluation
	Weitere individuelle Inhalte

Abb. 5.3 Teil-Jahresplanung des 3. Theorieblocks im 1. Ausbildungsdrittel der ATA-OTA-Ausbildung unter Einbezug der empirisch erhobenen Tätigkeiten, Ausbildungsziele des ATA-OTA-G und der Kompetenzschwerpunkte der APrV; weitere Inhalte teilweise angelehnt an KraniCH (Schneider et al., 2018); Darstellung teilweise angelehnt an Schneider & Hamar, 2020

Von elektiven zu dringlichen Eingriffen gehen wir im **vierten Theorieblock** über, welcher das erste Ausbildungsdrittel abschließt. Das angemessene Kommunizieren mit Patienten sowie mit dem eigenen und berufsübergreifenden Team im Zentral-OP steht hier im Vordergrund (Abb. 5.4). Die Absicht ist es, dass die Auszubildenden mit Patienten in den jeweiligen Versorgungsbereichen unter Berücksichtigung ihres gesundheitlichen Zustandes, auch bei dringlichen Operationen, angebracht Kommunizieren. Herausfordernde Tätigkeiten, stellen im Sinne der Komplexitätssteigerung, die angemessene Kommunikation mit Kindern und ihren Angehörigen sowie dementiell erkrankten Patienten dar. Als weitere Komplexitätssteigerung kommen in diesem Theorieblock neben den elektiven Operationen, dringliche Operationen hinzu. Die gesamten Inhalte zur Thematik Kommunizieren werden gemeinsam unterrichtet.

Im **fünften Theorieblock** (Abb. 5.5) wird das Thema Kommunizieren im Zentral-OP intensiviert. Der Schwerpunkt liegt an dieser Stelle auf der angemessenen Kommunikation mit ängstlichen Patienten, Kindern und ihren Angehörigen sowie ärztlichen Kollegen unter Einbezug von Zeitdruck. Um die Auszubildenden nicht zu überfordern, werden zunächst nur elektive Eingriffe berücksichtigt.

Die angemessene Kommunikation mit beteiligten Personen und Berufsgruppen bei Konflikten, wird zur Komplexitätssteigerung als herausfordernde Tätigkeit berücksichtigt. Ein Ziel ist es, dass die Auszubildenden auch in Stresssituationen angemessen kommunizieren und ihre berufsfeldspezifischen Maßnahmen geplant sowie strukturiert vorbereiten, durchführen und nachbereiten.

Bisher haben wir durchgehend den Zentral-OP berücksichtigt. Im **sechsten Theorieblock** (Abb. 5.6) kommt zur Komplexitätssteigerung nun der Ambulante OP hinzu. Das im Zentral-, sowie im Ambulanten OP eigenständige Durchführen ärztlich veranlasster Maßnahmen im Sinne der Delegation von Tätigkeiten, das fach- und situationsgerechte Assistieren und Dokumentieren in den jeweiligen Versorgungsbereichen sind gemeinsame und getrennte Unterrichtsinhalte dieses Theorieblockes. Im Sinne einer weiteren Komplexitätssteigerung wird bei den ATA-Auszubildenden unter anderem die alleinige Überwachung und Betreuung von Patienten thematisiert, auch werden an dieser Stelle erneut Kinder miteinbezogen. Bei den OTA-Auszubildenden hingegen findet die Komplexitätssteigerung unter anderem durch intraoperativ defekte Medizinisch-Technische-Geräte statt. Auch wird die Übernahme professionsfremder Tätigkeiten, mit dem Schwerpunkt ambulanter OP, thematisiert.

1. Ausbildungsdrittel 4. Theorieblock					
Gemeinsamer Unterricht: Allgemeine Tätigkeiten					
Übergeordnete Tätigkeiten	**Kernaufgaben**	**Allgemeine Tätigkeiten**	**Beteiligte Akteure**	**Ausbildungsziele**	**KS**
Kommunizieren	Kommunizieren	Als ATA / OTA den Patienten informieren und diesem die Maßnahmen erklären	• ATA • OTA • Auszubildender • Patient	Angemessenes Kommunizieren mit den Patientinnen und Patienten sowie weiteren beteiligten Personen und Berufsgruppen	6
Patienten versorgen		Als ATA / OTA wache Patienten begleiten		Durchführen von bedarfsgerechten Maßnahmen und Verfahren zur Betreuung der Patientinnen und Patienten während ihres Aufenthaltes im **anästhesiologischen** bzw. **operativen** Versorgungsbereich unter Berücksichtigung ihres jeweiligen physischen und psychischen Gesundheitszustandes	
		Als ATA / OTA prämedizierte Patienten betreuen			
Patienten versorgen	Im Team zusammen-arbeiten	Als ATA die Operationsfachkräfte bei dem Ein- und Ausschleusen von Patienten unterstützen	• ATA • OTA • Auszubildender • Patient	Übernehmen der Patientinnen und Patienten in den jeweiligen Versorgungsbereichen unter Berücksichtigung ihres gesundheitlichen Zustandes	3
				Fachgerechte Übergabe und Überleitung der Patientinnen und Patienten einschließlich des Beschreibens und der Dokumentation ihres gesundheitlichen Zustandes und dessen Verlaufs	
Patienten versorgen	Bei der Therapie mitarbeiten	Als ATA / OTA den Patienten nach Beendigung der Narkose ausschleusen	• ATA • OTA • Auszubildender • Patient	Fachgerechte Übergabe und Überleitung der Patientinnen und Patienten einschließlich des Beschreibens und der Dokumentation ihres gesundheitlichen Zustandes und dessen Verlaufs	1
Patienten versorgen	Bei der Mobilisation unterstützen	Als ATA / OTA den Patienten einschleusen	• ATA • OTA • Auszubildender • Patient	Übernehmen der Patientinnen und Patienten in den jeweiligen Versorgungsbereichen unter Berücksichtigung ihres gesundheitlichen Zustandes	1
Kommunizieren	Kommunizieren	Als ATA / OTA mit Patienten		Angemessenes Kommunizieren mit den Patientinnen und	
		beim Einschleusen kommunizieren	• ATA • OTA • Auszubildender • Patient	Patienten sowie weiteren beteiligten Personen und Berufsgruppen	6
Gemeinsamer Unterricht: Herausfordernde Tätigkeiten					
Übergeordnete Tätigkeiten	**Kernaufgaben**	**Herausfordernde Tätigkeiten**	**Beteiligte Akteure**	**Ausbildungsziele**	**KS**
Kommunizieren	Kommunizieren	Als ATA / OTA mit Angehörigen von Kindern während des Einschleusens kommunizieren	• ATA • OTA • Auszubildender • Patient (Kind) • Angehörige	Angemessenes Kommunizieren mit den Patientinnen und Patienten sowie weiteren beteiligten Personen und Berufsgruppen	6
Patienten versorgen	Bei der Mobilisation unterstützen	Als ATA / OTA demente und unter Schmerzen leidende Patienten einschleusen	• ATA • OTA • Auszubildender • Patient	Durchführen von bedarfsgerechten Maßnahmen und Verfahren zur Betreuung der Patientinnen und Patienten während ihres Aufenthaltes im **anästhesiologischen** bzw. **operativen** Versorgungsbereichen unter Berücksichtigung ihres jeweiligen physischen und psychischen Gesundheitszustandes	6
Patienten versorgen	Bei der Mobilisation unterstützen	Als ATA / OTA Kinder mit Frakturen und Schmerzen einschleusen	• ATA • OTA • Auszubildender • Patient (Kind)		1
Weitere Hinweise zum 4. Theorieblock					
Versorgungsbereiche	Zentral-OP				
Dringlichkeitsstufen der Operationen	Elektive OP				
	Dringliche OP				
Anforderungen in diesem Theorieblock	Kinder				
	Demente Patienten				
	Angehörige von Kindern				
Weitere Inhalte des Theorieblockes	Lernerfolgskontrollen				
	Lern- und Arbeitsaufgaben				
	Theorieblockevaluation				
	Weitere individuelle Inhalte				

Abb. 5.4 Teil-Jahresplanung des 4. Theorieblocks im 1. Ausbildungsdrittel der ATA-OTA-Ausbildung unter Einbezug der empirisch erhobenen Tätigkeiten, Ausbildungsziele des ATA-OTA-G und der Kompetenzschwerpunkte der APrV; weitere Inhalte teilweise angelehnt an KraniCH (Schneider et al., 2018); Darstellung teilweise angelehnt an Schneider & Hamar, 2020

2. Ausbildungsdrittel 5. Theorieblock					
Gemeinsamer Unterricht: Allgemeine Tätigkeiten					
Übergeordnete Tätigkeiten	**Kernaufgaben**	**Allgemeine Tätigkeiten**	**Beteiligte Akteure**	**Ausbildungsziele**	**KS**
Patienten versorgen	Bei der Therapie mitarbeiten	Als ATA / OTA den ganzen Menschen betrachten	• ATA • OTA • Auszubildender • Patient	Durchführen von bedarfsgerechten Maßnahmen und Verfahren zur Betreuung der Patientinnen und Patienten während ihres Aufenthaltes im **anästhesiologischen** bzw. **operativen** Versorgungsbereich unter Berücksichtigung ihres jeweiligen physischen und psychischen Gesundheitszustandes	6
Kommunizieren	Im Team zusammenarbeiten	Als ATA / OTA Fehler offen kommunizieren	• ATA • OTA • Auszubildender	Interdisziplinäre und multiprofessionelle Zusammenarbeit und fachliche Kommunikation	3
		Als ATA / OTA unerwünschte Ereignisse nicht reflektieren können			
		Als ATA / OTA interdisziplinär arbeiten			
		Als ATA / OTA im interdisziplinären Team Pausenzeiten besprechen			
Kommunizieren	Im Team zusammenarbeiten	Als OTA mit dem Operateur die OP besprechen	• ATA • Anästhesist • OTA • Operateur • Auszubildender	Angemessenes Kommunizieren mit den Patientinnen und Patienten sowie weiteren beteiligten Personen und Berufsgruppen	
Kommunizieren	Kommunizieren	Als OTA auf Wünsche von Operateur reagieren			
		Als ATA mit dem Anästhesisten Unklarheiten klären		Angemessenes Kommunizieren mit den Patientinnen und Patienten sowie weiteren beteiligten Personen und Berufsgruppen	6
		Als ATA mit ängstlichen Patienten kommunizieren	• ATA • OTA • Auszubildender • Patient		
Patienten versorgen	Bei der Anästhesie mitarbeiten	Als ATA / OTA Kinder 1:1 betreuen	• ATA • OTA • Auszubildender • Patient (Kind)	Durchführen von bedarfsgerechten Maßnahmen und Verfahren zur Betreuung der Patientinnen und Patienten während ihres Aufenthaltes im **anästhesiologischen** bzw. **operativen** Versorgungsbereich unter Berücksichtigung ihres jeweiligen physischen und psychischen Gesundheitszustandes	6
Gemeinsamer Unterricht: Herausfordernde Tätigkeiten					
Übergeordnete Tätigkeiten	**Kernaufgaben**	**Herausfordernde Tätigkeiten**	**Beteiligte Akteure**	**Ausbildungsziele**	**KS**
Eingriffe vor- und nachbereiten	Bei der Anästhesievorbereitung mitarbeiten	Als ATA / OTA bei unplanmäßigem Einschleusen Tätigkeiten unterbrechen und unter Stress geraten	• Auszubildender (ATA / OTA) • Patient	Geplantes und strukturiertes Vorbereiten, Durchführen und Nachbereiten von berufsfeldspezifischen Maßnahmen der medizinischen Diagnostik und Therapie	3
Getrennter Unterricht: Herausfordernde Tätigkeiten					
Übergeordnete Tätigkeiten	**Kernaufgaben**	**Herausfordernde Tätigkeiten**	**Beteiligte Akteure**	**Ausbildungsziele**	**KS**
Eingriffe assistieren	Bei der Operation mitarbeiten	Als OTA den Operateur intraoperativ auf das eigene Arbeitsfeld aufmerksam machen	• OTA • Auszubildender • Operateur	Fach- und situationsgerechtes Assistieren bei operativen Eingriffen in operativen Funktionsbereichen und weiteren Versorgungsbereichen	3
Patienten versorgen	Kommunizieren	Als ATA mit den Angehörigen von Kindern kommunizieren	• ATA • Auszubildender • Patient (Kind) • Angehörige	Durchführen von bedarfsgerechten Maßnahmen und Verfahren zur Betreuung der Patientinnen und Patienten während ihres Aufenthaltes im anästhesiologischen Versorgungsbereich unter Berücksichtigung ihres jeweiligen physischen und psychischen Gesundheitszustandes	6
Kommunizieren		Als ATA mit unterschiedlichen Anästhesisten arbeiten	• ATA • Auszubildender • Anästhesist	Angemessenes Kommunizieren mit den Patientinnen und Patienten sowie weiteren beteiligten Personen und Berufsgruppen	3
Weitere Hinweise zum 5. Theorieblock					
Versorgungsbereiche	Zentral-OP				
Dringlichkeitsstufen der Operationen	Elektive OP				
Anforderungen in diesem Theorieblock	Interdisziplinäre Konflikte				
	Angehörige von Kindern				
	Interdisziplinäre Kommunikation				
	Zeitdruck				
Weitere Inhalte des Theorieblockes	Lernerfolgskontrollen				
	Lern- und Arbeitsaufgaben				
	Theorieblockevaluation				
	Weitere individuelle Inhalte				

Abb. 5.5 Teil-Jahresplanung des 5. Theorieblocks im 2. Ausbildungsdrittel der ATA-OTA-Ausbildung unter Einbezug der empirisch erhobenen Tätigkeiten, Ausbildungsziele des ATA-OTA-G und der Kompetenzschwerpunkte der APrV; weitere Inhalte teilweise angelehnt an KraniCH (Schneider et al., 2018); Darstellung teilweise angelehnt an Schneider & Hamar, 2020

2. Ausbildungsdrittel 6. Theorieblock					
Gemeinsamer Unterricht: Allgemeine Tätigkeiten					
Übergeordnete Tätigkeiten	Kernaufgaben	Allgemeine Tätigkeiten	Beteiligte Akteure	Ausbildungsziele	KS
Kommunizieren	Im Team zusammenarbeiten	Als ATA / OTA Arbeitsanweisungen im Kontext der Übernahme von ärztlichen Tätigkeiten durchführen und ausführen (Delegation)	• ATA • OTA • Auszubildender • Anästhesist • Operateur • Patient	Angemessenes Kommunizieren mit den Patientinnen und Patienten sowie weiteren beteiligten Personen und Berufsgruppen	2
Eingriffe assistieren	Bei der Anästhesie mitarbeiten	Als ATA die Narkosemedikamente spritzen (Delegation)		Eigenständiges Durchführen ärztlich veranlasster Maßnahmen in anästhesiologischen Funktionsbereichen und weiteren Versorgungsbereichen	1
Eingriffe assistieren	Dokumentieren	Als ATA / OTA den OP-Verlauf bzw. Anästhesieverlauf dokumentieren	• ATA • OTA • Auszubildender • Anästhesist • Operateur • Patient	Fach- und situationsgerechtes Assistieren bei anästhesiologischen Maßnahmen und Verfahren und operativen Eingriffen in anästhesiologischen und operativen Funktionsbereichen und weiteren Versorgungsbereichen	1
Getrennter Unterricht: Allgemeine Tätigkeiten					
Übergeordnete Tätigkeiten	Kernaufgaben	Allgemeine Tätigkeiten	Beteiligte Akteure	Ausbildungsziele	KS
Eingriffe assistieren	Bei der Operation mitarbeiten	Als OTA den OP-Ablauf kennen und vorausschauend arbeiten / Als OTA intraoperativ benötigte Instrumente anreichen	• OTA • Auszubildender • Operateur • Patient	Fach- und situationsgerechtes Assistieren bei operativen Eingriffen in operativen Funktionsbereichen und weiteren Versorgungsbereichen	1
Eingriffe vor- und nachbereiten	Bei der Operations- vorbereitung mitarbeiten	Als OTA präoperativ das benötigte Instrumentarium richten und überprüfen	• OTA • Auszubildender • Operateur	Vorbereiten und Koordinieren der zur Durchführung operativer Eingriffe erforderlichen Arbeitsabläufe und deren Nachbereitung	1
Eingriffe assistieren	Bei der Therapie mitarbeiten	Als OTA die OP-Feldabdeckung anreichen und den Patienten abdecken	• OTA • Auszubildender • Operateur • Patient	Fach- und situationsgerechtes Assistieren bei operativen Eingriffen in operativen Funktionsbereichen und weiteren Versorgungsbereichen	1
Eingriffe vor- und nachbereiten	Bei der Anästhesie- vorbereitung mitarbeiten	Als ATA Kindernarkosen vorbereiten / Als ATA BTM kontrollieren	• ATA • Auszubildender	Vorbereiten und Koordinieren der zur Durchführung anästhesiologischer Maßnahmen und Verfahren erforderlichen Arbeitsabläufe sowie deren Nachbereitung	1
Getrennter Unterricht: Herausfordernde Tätigkeiten					
Übergeordnete Tätigkeiten	Kernaufgaben	Herausfordernde Tätigkeiten	Beteiligte Akteure	Ausbildungsziele	KS
Eingriffe assistieren	Bei der Anästhesie mitarbeiten	Als ATA den Patienten allein ohne ärztliche Unterstützung überwachen	• ATA • Auszubildender • Patient	Eigenständiges Durchführen ärztlich veranlasster Maßnahmen in anästhesiologischen Funktionsbereichen und weiteren Versorgungsbereichen	2
Patienten versorgen	Kommunizieren	Als ATA die Betreuung ängstlicher und sedierter Kinder als herausfordernd erleben	• ATA • Auszubildender • Patient	Durchführen von bedarfsgerechten Maßnahmen und Verfahren zur Betreuung der Patientinnen und Patienten während ihres Aufenthaltes im anästhesiologischen Versorgungsbereich unter Berücksichtigung ihres jeweiligen physischen und psychischen Gesundheitszustandes	6
Eingriffe assistieren	Bei der Operation mitarbeiten	Als OTA bei Einarbeitung neuer ärztlicher Mitarbeiter intraoperativ die Rolle des Assistenten übernehmen und eigene Instrumentiertätigkeiten an den Operateur abgeben	• OTA • Auszubildender • Operateur • Ärztlicher Mitarbeiter • Patient	Fach- und situationsgerechtes Assistieren bei operativen Eingriffen in operativen Funktionsbereichen und weiteren Versorgungsbereichen	2
2. Ausbildungsdrittel 6. Theorieblock					
		Als OTA intraoperativ Wartezeit bei defekten medizinisch-technischen Geräten wahrnehmen	• OTA • Auszubildender • Operateur • Patient	Sach- und fachgerechtes Umgehen mit Medikamenten, medizinischen Geräten und Materialien sowie mit Medizinprodukten	1
Weitere Hinweise zum 6. Theorieblock					
Versorgungsbereiche	Zentral-OP				
	Ambulanter OP				
Dringlichkeitsstufen der Operationen	Elektive OP				
Anforderungen in diesem Theorieblock	Allein arbeiten				
	Ängstliche und sedierte Kinder				
	Professionsfremde Tätigkeiten übernehmen				
	Defekte medizinisch-technische Geräte				
Weitere Inhalte des Theorieblockes	Zwischenprüfung				
	Lern- und Arbeitsaufgaben				
	Theorieblockevaluation				
	Lernentwicklungsgespräche				
	Weitere individuelle Inhalte				

Abb. 5.6 Teil-Jahresplanung des 6. Theorieblocks im 2. Ausbildungsdrittel der ATA-OTA-Ausbildung unter Einbezug der empirisch erhobenen Tätigkeiten, Ausbildungsziele des ATA-OTA-G und der Kompetenzschwerpunkte der APrV; weitere Inhalte teilweise angelehnt an KraniCH (Schneider et al., 2018); Darstellung teilweise angelehnt an Schneider & Hamar, 2020

Im **siebten Theorieblock** (Abb. 5.7) wird zur Komplexitätssteigerung für die ATA-Auszubildenden der Aufwachraum, als größte erlebte Herausforderung, im getrennten Unterricht thematisiert. Die fachgerechte Übergabe und Überleitung sowie die Überwachung des gesundheitlichen Zustandes von Patienten während des Aufenthaltes im Aufwachraum, sollen hier im Fokus stehen. Das Bestreben ist es, dass die ATA-Auszubildenden, auch in herausfordernden Situationen, den gesundheitlichen Zustand von Patienten überwachen und dabei angemessen kommunizieren. Um die OTA-Auszubildenden ebenso intensiv bedienen zu können, könnten die Auszubildenden an dieser Stelle nach ihrer größten Herausforderung im Zentral- OP befragt werden (Abschn. 4.2.2).

Für OTA-Auszubildende wird das Arbeiten im Ambulanten OP und für ATA-Auszubildende im Aufwachraum im **achten Theorieblock** (Abb. 5.8) durch gemeinsame als auch getrennte Unterrichte intensiviert. Dieser Theorieblock schließt das zweite Ausbildungsdrittel ab. Bei den ATA-Auszubildenden liegt der Fokus auf der Herausforderung in der Überwachung des gesundheitlichen Zustandes von mehreren Patienten im Aufwachraum. Die Komplexitätssteigerung findet über das Arbeiten unter Zeitdruck sowie durch den Einbezug verschiedener Herausforderungen statt. Schwerpunktmäßig wird bei den OTA-Auszubildenden die Herausforderung in der Begleitung und Überwachung des gesundheitlichen Zustandes von wachen Patienten während des Aufenthaltes im Zentral-OP sowie im ambulanten OP, auch unter Zeitdruck und Stress, thematisiert. Für diesen Theorieblock

haben wir eine Lernsituation detailliert dargestellt (Abschn. 6.4.2).

Der Umgang mit Notfallsituationen sowie die dadurch bedingte physische und psychische Belastung für ATA und OTA werden im **neunten Block** thematisiert (Abb. 5.9). Zur Komplexitätssteigerung kommt in diesem Theorieblock der Kreißsaal als neuer Versorgungsbereich hinzu. Lebensbedrohlichen Narkosezwischenfälle stehen für die ATA-Auszubildenden im Fokus dieses Blockes. Das Einleiten lebenserhaltender Sofortmaßnahmen bis zum Eintreffen der Ärztin oder des Arztes soll an dieser Stelle unter anderem thematisiert werden. Das Fach- und situationsgerechtes Assistieren bei einer Notfall-Sectio steht an dieser Stelle für die OTA-Auszubildenden im Mittelpunkt des Theorieblockes. Eine weitere Komplexitätssteigerung impliziert demnach die Notfalloperation und mögliche interdisziplinäre Konflikte innerhalb dieser. Die allgemeinen Tätigkeiten werden in diesem Theorieblock gemeinsam, die herausfordernden Tätigkeiten getrennt voneinander unterrichtet. Für diese Herausforderungen haben wir jeweils beispielhafte Lernsituationen erstellt (Abschn. 6.4.3.1; Abschn. 6.4.3.2).

Qualitätssichernde und organisatorische Maßnahmen, wie das Einteilen von OP-Sälen im Zentral-OP und Aufwachraum sind Schwerpunkte des **10. Theorieblocks** (Abb. 5.10). Zur Komplexitätssteigerung ist an dieser Stelle das alleinige Einarbeiten neuer Mitarbeiter sowie die Organisation der Funktions- und Betriebsbereitschaft berücksichtigt. Auch in diesem Theorieblock finden sowohl gemeinsame als auch getrennte Unterrichte statt.

2. Ausbildungsdrittel 7. Theorieblock					
Gemeinsamer Unterricht: Allgemeine Tätigkeiten					
Übergeordnete Tätigkeiten	**Kernaufgaben**	**Allgemeine Tätigkeiten**	**Beteiligte Akteure**	**Ausbildungsziele**	**KS**
Patienten versorgen	Im Aufwachraum arbeiten	Als ATA die Übergabe im Aufwachraum durchführen	• ATA • OTA • Auszubildender • Patient • Pflegepersonal	Fachgerechte Übergabe und Überleitung der Patientinnen und Patienten einschließlich des Beschreibens und der Dokumentation ihres gesundheitlichen Zustandes und dessen Verlaufs	1
Kommunizieren	Im Team zusammenarbeiten	Als ATA / OTA Übergabegespräche führen		Angemessenes Kommunizieren mit den Patientinnen und Patienten sowie weiteren beteiligten Personen und Berufsgruppen	
Getrennter Unterricht: Allgemeine Tätigkeiten					
Übergeordnete Tätigkeiten	**Kernaufgaben**	**Allgemeine Tätigkeiten**	**Beteiligte Akteure**	**Ausbildungsziele**	**KS**
Patienten versorgen	Bei der Therapie mitarbeiten	Als ATA die Prämedikation bei unruhigen Patienten anpassen	• ATA • Auszubildender • Patient	Überwachen des gesundheitlichen Zustandes der Patientinnen und Patienten und seines Verlaufs während des Aufenthaltes in den jeweiligen Versorgungsbereichen und Aufwacheinheiten außerhalb von Intensivtherapiestationen	1
Eingriffe assistieren	Bei der Anästhesie mitarbeiten	Als ATA beim Rüberfahren des Patienten in den AWR assistieren	• ATA • Auszubildender • Patient	Fach- und situationsgerechtes Assistieren bei anästhesiologischen Maßnahmen und Verfahren in anästhesiologischen Funktionsbereichen und weiteren Versorgungsbereichen	1
Kommunizieren	Im Team zusammenarbeiten	Als OTA als Springer den Instrumentierenden beratend zur Seite stehen	• OTA • Auszubildender • Patient • Instrumentierender	Entwicklung und Umsetzung berufsübergreifender Lösungen, die die Optimierung der Arbeitsabläufe ermöglichen und die Bedürfnisse der Patientinnen und Patienten berücksichtigen	1
Getrennter Unterricht: Herausfordernde Tätigkeiten					
Übergeordnete Tätigkeiten	**Kernaufgaben**	**Herausfordernde Tätigkeiten**	**Beteiligte Akteure**	**Ausbildungsziele**	**KS**
Patienten versorgen	Im Aufwachraum arbeiten	Als ATA die Patienten im AWR allein versorgen	• ATA • Auszubildender • Patient	Überwachen des gesundheitlichen Zustandes der Patientinnen und Patienten und seines Verlaufs während des Aufenthaltes in den jeweiligen Versorgungsbereichen und Aufwacheinheiten außerhalb von Intensivtherapiestationen	1
Patienten versorgen		Was war bisher Ihre größte Herausforderung bei der Versorgung von Patienten?	Je nach Ergebnis der Befragung		
Weitere Hinweise zum 7. Theorieblock					
Versorgungsbereiche	Zentral-OP				
	Aufwachraum				
Dringlichkeitsstufen der Operationen	Elektive OP				
Anforderungen in diesem Theorieblock	Im Aufwachraum arbeiten				
Weitere Inhalte des Theorieblockes	Lernerfolgskontrollen				
	Lern- und Arbeitsaufgaben				
	Theorieblockevaluation				
	Weitere individuelle Inhalte				

Abb. 5.7   Teil-Jahresplanung des 7. Theorieblocks im 2. Ausbildungsdrittel der ATA-OTA-Ausbildung unter Einbezug der empirisch erhobenen Tätigkeiten, Ausbildungsziele des ATA-OTA-G und der Kompetenzschwerpunkte der APrV; weitere Inhalte teilweise angelehnt an KraniCH (Schneider et al., 2018); Darstellung teilweise angelehnt an Schneider & Hamar, 2020

2. Ausbildungsdrittel 8. Theorieblock					
Gemeinsamer Unterricht: Allgemeine Tätigkeiten					
Übergeordnete Tätigkeiten	**Kernaufgaben**	**Allgemeine Tätigkeiten**	**Beteiligte Akteure**	**Ausbildungsziele**	**KS**
Eingriffe assistieren	Im ambulanten OP arbeiten	Als ATA / OTA unter Zeitdruck arbeiten	• Auszubildener (ATA / OTA)[1]	Fach- und situationsgerechtes Assistieren bei anästhesiologischen Maßnahmen und Verfahren und operativen Eingriffen in anästhesiologischen und operativen Funktionsbereichen und weiteren Versorgungsbereichen	1
Eingriffe vor- und nachbereiten	Bei der Anästhesienachbereitung mitarbeiten	Als ATA die Operationsfachkräfte beim Aufräumen unterstützen	• Auszubildener (ATA / OTA)	Berücksichtigung von Aspekten der Qualitätssicherung, der Patientensicherheit, der Ökologie und der Wirtschaftlichkeit	3
Getrennter Unterricht: Herausfordernde Tätigkeiten					
Übergeordnete Tätigkeiten	**Kernaufgaben**	**Herausfordernde Tätigkeiten**	**Beteiligte Akteure**	**Ausbildungsziele**	**KS**
Patienten versorgen	Im ambulanten OP arbeiten	Als ATA / OTA im ambulanten OP aufgrund hoher Fluktuation Zeitdruck erleben	• Auszubildener (ATA / OTA) • Anästhesist • Operator • Patient	Fachgerechte Übergabe und Überleitung der Patientinnen und Patienten einschließlich des Beschreibens und der Dokumentation ihres gesundheitlichen Zustandes und dessen Verlaufs	1
Eingriffe assistieren	Bei der Anästhesie mitarbeiten	Als ATA / OTA bei mehreren kleinen Eingriffen assistieren und dabei unter Zeitdruck geraten	• Auszubildener (ATA / OTA) • Anästhesist • Operator • Patient	Fach- und situationsgerechtes Assistieren bei anästhesiologischen Maßnahmen und Verfahren und operativen Eingriffen in anästhesiologischen und operativen Funktionsbereichen und weiteren Versorgungsbereichen	1
2. Ausbildungsdrittel 8. Theorieblock					
Patienten versorgen	Bei der Therapie mitarbeiten	Als ATA / OTA Patienten unter Zeitdruck empathisch begleiten	• Auszubildener (ATA / OTA) • Patient	Durchführen von bedarfsgerechten Maßnahmen und Verfahren zur Betreuung der Patientinnen und Patienten während ihres Aufenthaltes im **anästhesiologischen** bzw. **operativen** Versorgungsbereich unter Berücksichtigung ihres jeweiligen physischen und psychischen Gesundheitszustandes	6
Patienten versorgen	Kommunizieren	Als OTA Patienten in Lokalanästhesie begleiten und dabei unter Zeitdruck geraten	• Auszubildener (OTA) • Patient	Überwachen des gesundheitlichen Zustandes der Patientinnen und Patienten und seines Verlaufs während des Aufenthaltes in den jeweiligen Versorgungsbereichen	6
Patienten versorgen	Im Aufwachraum arbeiten	Als ATA im AWR viele Patienten zeitgleich betreuen und allein verantwortlich sein Als ATA im AWR unter Zeitdruck arbeiten	• Auszubildener (ATA) • Patienten	Überwachen des gesundheitlichen Zustandes der Patientinnen und Patienten und seines Verlaufs während des Aufenthaltes in den jeweiligen Versorgungsbereichen und Aufwacheinheiten außerhalb von Intensivtherapiestationen	1
Weitere Hinweise zum 8. Theorieblock					
Versorgungsbereiche	Aufwachraum				
	Ambulanter OP				
Dringlichkeitsstufen der Operationen	Elektive OP				
Anforderungen in diesem Theorieblock	Stress				
	Im Aufwachraum arbeiten				
	Allein verantwortlich sein				
	Zeitdruck				
Weitere Inhalte des Theorieblockes	Lernerfolgskontrollen				
	Lern- und Arbeitsaufgaben				
	Theorieblockevaluation				
2. Ausbildungsdrittel 8. Theorieblock					
	Weitere individuelle Inhalte				

Abb. 5.8 Teil-Jahresplanung des 8. Theorieblocks im 2. Ausbildungsdrittel der ATA-OTA-Ausbildung unter Einbezug der empirisch erhobenen Tätigkeiten, Ausbildungsziele des ATA-OTA-G und der Kompetenzschwerpunkte der APrV; weitere Inhalte teilweise angelehnt an KraniCH (Schneider et al., 2018); Darstellung teilweise angelehnt an Schneider & Hamar, 2020

3. Ausbildungsdrittel 9. Theorieblock					
Gemeinsamer Unterricht: Allgemeine Tätigkeiten					
Übergeordnete Tätigkeiten	**Kernaufgaben**	**Allgemeine Tätigkeiten**	**Beteiligte Akteure**	**Ausbildungsziele**	**KS**
Kommunizieren	Im Team zusammenarbeiten	Als ATA / OTA in Notfallsituationen kommunizieren	• Auszubildender (ATA / OTA) • Patient • Anästhesist • Operateur	Angemessenes Kommunizieren mit den Patientinnen und Patienten sowie weiteren beteiligten Personen und Berufsgruppen	7
In Notfallsituationen handeln		Als ATA in Stress und Notfallsituationen mit Operationsfachkräften zusammenarbeiten		Einleiten lebenserhaltender Sofortmaßnahmen bis zum Eintreffen der Ärztin oder des Arztes	
Eingriffe assistieren	Bei der Anästhesie mitarbeiten	Als ATA / OTA bei Notfall-Sectio assistieren	• Auszubildender (ATA / OTA) • Anästhesist • Operateur • Patient • Neugeborenes • Kinderarzt • Angehöriger	Fach- und situationsgerechtes Assistieren bei anästhesiologischen Maßnahmen und Verfahren und operativen Eingriffen in anästhesiologischen und operativen Funktionsbereichen und weiteren Versorgungsbereichen	1
Gemeinsamer Unterricht: Herausfordernde Tätigkeiten					
Übergeordnete Tätigkeiten	**Kernaufgaben**	**Herausfordernde Tätigkeiten**	**Beteiligte Akteure**	**Ausbildungsziele**	**KS**
Eingriffe assistieren	In Notfallsituationen handeln	Als ATA / OTA Notfallversorgung bei Notkaiserschnitten als belastend erleben	• Auszubildender (ATA / OTA) • Anästhesist • Operateur • Patient • Neugeborenes • Kinderarzt • Angehöriger	Fach- und situationsgerechtes Assistieren bei anästhesiologischen Maßnahmen und Verfahren und operativen Eingriffen in anästhesiologischen und operativen Funktionsbereichen und weiteren Versorgungsbereichen	7
3. Ausbildungsdrittel 9. Theorieblock					
Kommunizieren	Kommunizieren	Als ATA / OTA in Notfallsituationen mangelnde Kommunikation erleben	• Auszubildender (ATA / OTA) • Anästhesist • Operateur • Patient	Angemessenes Kommunizieren mit den Patientinnen und Patienten sowie weiteren beteiligten Personen und Berufsgruppen	7
Getrennter Unterricht: Herausfordernde Tätigkeiten:					
Übergeordnete Tätigkeiten	**Kernaufgaben**	**Herausfordernde Tätigkeiten**	**Beteiligte Akteure**	**Ausbildungsziele**	**KS**
Eingriffe assistieren	Bei der Operation mitarbeiten	Als OTA Reaktionen des Operateurs bei Konflikten in lebensbedrohlichen Situationen aushalten können	• Auszubildender (OTA) • Operateur • Patient	Fach- und situationsgerechtes Assistieren bei operativen Eingriffen in operativen Funktionsbereichen und weiteren Versorgungsbereichen	3
Eingriffe assistieren	In Notfallsituationen handeln	Als ATA lebensbedrohliche Zwischenfälle während der Anästhesie erleben	• Auszubildender (ATA) • Anästhesist • Patient	Fach- und situationsgerechtes Assistieren bei anästhesiologischen Maßnahmen und Verfahren in anästhesiologischen Funktionsbereichen und weiteren Versorgungsbereichen	7
In Notfallsituationen handeln	Im Aufwachraum arbeiten	Als ATA allein im AWR lebensbedrohliche Situationen erleben	• Auszubildender (ATA) • Patient	Einleiten lebenserhaltender Sofortmaßnahmen bis zum Eintreffen der Ärztin oder des Arztes	7
Weitere Hinweise zum 9. Theorieblock					
Versorgungsbereiche	Zentral-OP				
	Aufwachraum				
	Kreißsaal				
Dringlichkeitsstufen der Operationen	Elektive OP				
	Dringliche OP				
	Notfalloperation				
3. Ausbildungsdrittel 9. Theorieblock					
Anforderungen in diesem Theorieblock	Interdisziplinäre Konflikte in Notfallsituationen				
	Persönliche Grenzerfahrungen in Notfallsituationen				
Weitere Inhalte des Theorieblockes	Lernerfolgskontrollen				
	Lern- und Arbeitsaufgaben				
	Theorieblockevaluation				
	Weitere individuelle Inhalte				

Abb. 5.9 Teil-Jahresplanung des 9. Theorieblocks im 3. Ausbildungsdrittel der ATA-OTA-Ausbildung unter Einbezug der empirisch erhobenen Tätigkeiten, Ausbildungsziele des ATA-OTA-G und der Kompetenzschwerpunkte der APrV; weitere Inhalte teilweise angelehnt an KraniCH (Schneider et al., 2018); Darstellung teilweise angelehnt an Schneider & Hamar, 2020

3. Ausbildungsdrittel 10. Theorieblock					
Gemeinsamer Unterricht: Allgemeine Tätigkeiten					
Übergeordnete Tätigkeiten	**Kernaufgaben**	**Allgemeine Tätigkeiten**	**Beteiligte Akteure**	**Ausbildungsziele**	**KS**
Kommunizieren	Im Team zusammenarbeiten	Als ATA / OTA Konfliktgespräche führen	• Auszubildender (ATA / OTA) • Anästhesist • Operateur • ATA • OTA	Entwicklung und Umsetzung berufsübergreifender Lösungen, die die Optimierung der Arbeitsabläufe ermöglichen und die Bedürfnisse der Patientinnen und Patienten berücksichtigen	3
		Als ATA / OTA mit dem Operateur kommunizieren			
		Als ATA / OTA in schwierigen Situationen interdisziplinär kommunizieren			
Eingriffe vor- und nachbereiten	Die Arbeit organisieren	Als ATA / OTA im Bereitschaftsdienst arbeiten	• Auszubildender (ATA / OTA)	Sicherstellen der Funktions- und Betriebsbereitschaft des jeweiligen Versorgungsbereichs	4
		Als ATA die OP-Säle und den Aufwachraum einteilen		Durchführen von qualitätssichernden und organisatorischen Maßnahmen in den jeweiligen Einsatzbereichen sowie der angewendeten Maßnahmen	3
		Als OTA die Saaleinteilung organisieren			
		Als ATA / OTA das Einschleusen von Patienten koordinieren	• Auszubildender (ATA / OTA)		
		Als ATA / OTA den Tagdienst planen	• Auszubildender (ATA / OTA) • ATA • OTA		
		Als ATA / OTA eine Dienstbesprechung durchführen			
Getrennter Unterricht: Herausfordernde Tätigkeiten					
Übergeordnete Tätigkeiten	**Kernaufgaben**	**Herausfordernde Tätigkeiten**	**Beteiligte Akteure**	**Ausbildungsziele**	**KS**
3. Ausbildungsdrittel 10. Theorieblock					
Patienten versorgen	Im Aufwachraum arbeiten	Als ATA bei vielen Operationen freie Aufwachraumplätze organisieren	• Auszubildender (ATA) • Patienten • Pflegepersonal	Überwachen des gesundheitlichen Zustandes der Patientinnen und Patienten und seines Verlaufs während des Aufenthaltes in den jeweiligen Versorgungsbereichen und Aufwacheinheiten außerhalb von Intensivtherapiestationen Patienten versorgen	1
Patienten versorgen	Im Aufwachraum arbeiten	Als ATA im AWR den Überblick über viele Patienten behalten	• Auszubildender (ATA) • Patienten		
Eingriffe assistieren	Bei der Operation mitarbeiten	Als OTA allein zwei neue Mitarbeiter gleichzeitig bei großen Operationen anleiten	• Auszubildender (OTA) • Neue Mitarbeiter	Mitwirkung an der Einarbeitung neuer Mitarbeiterinnen und Mitarbeiter sowie an der praktischen Ausbildung von Angehörigen von Gesundheitsfachberufen	3
Weitere Hinweise zum 10. Theorieblock					
Versorgungsbereiche	Zentral-OP				
	Aufwachraum				
Dringlichkeitsstufen von Operationen	Elektive OP				
Anforderungen in diesem Theorieblock	Arbeiten im Aufwachraum				
	Verantwortung für die Anleitung neuer Mitarbeiter übernehmen				
Weitere Inhalte des Theorieblockes	Lernerfolgskontrollen				
	Lern- und Arbeitsaufgaben				
	Theorieblockevaluation				
	Lernentwicklungsgespräche zur Prüfungsvorbereitung				
	Weitere individuelle Inhalte				

Abb. 5.10 Teil-Jahresplanung des 10. Theorieblocks im 3. Ausbildungsdrittel der ATA-OTA-Ausbildung unter Einbezug der empirisch erhobenen Tätigkeiten, Ausbildungsziele des ATA-OTA-G und der Kompetenzschwerpunkte der APrV; weitere Inhalte teilweise angelehnt an KraniCH (Schneider et al., 2018); Darstellung teilweise angelehnt an Schneider & Hamar, 2020

Literatur

Anästhesietechnische- und Operationstechnische-Assistenten-Ausbildungs- und -Prüfungsverordnung (2020). Zugriff am 18.11.2022. Verfügbar unter https://www.gesetze-im-internet.de/ata-ota-aprv/BJNR229510020.html.

Anästhesietechnische- und Operationstechnische-Assistenten-Gesetz (2019). Zugriff am 18.11.2022. Verfügbar unter http://www.gesetze-im-internet.de/ata-ota-g/BJNR276810019.html.

Schneider, K., Kuckeland, H. & Hatziliadis, M. (2018). Lehrende und Schulleitungen erforschen das Berufsfeld professionelle Pflege. Erfahrungen und ausgewählte Ergebnisse aus dem Forschungsprojekt KraniCH. *Berufsbildung in Wissenschaft und Praxis, 48* (2), 16–20.

Schneider, K. & Hamar, C. (2020). Meso- und Mikroebene: Allgemeiner Handlungsleitfaden zur Entwicklung von Curricula für die generalistische Pflegeausbildung. *Unterricht Pflege, 25* (2), 18–50.

Schneider, K. & Hamar, C. (2020). Mikroebene: Handlungsleitfaden für die Konstruktion von Lernsituationen mit ihren Lehr-Lern-Arrangements. Unterricht Pflege, 25 (3), 2–35.

Schneider, K. & Hamar, C. (2020). Makro-, Meso- und Mikroebene: Entwicklung eines generalistischen Curriculums. Unterricht Pflege, 25 (2), 2–3.

Lernsituationen erstellen – einfach gemacht

6

Inhaltsverzeichnis

In diesem Kapitel stellen wir Ihnen die Anforderungen auf den jeweiligen Ebenen vor. Um Ihnen die Erstellung von Lernsituationen zu vereinfachen, stellen wir Ihnen auf allen Ebenen dar, wie wir bei der Entwicklung der Lernsituation A*ls ATA und OTA Strategien im Umgang mit Herausforderungen im Arbeitsalltag entwickeln, umsetzen und reflektieren* (Abschn. 6.4) vorgegangen sind.

6.1 Makroebene

Die Makroebene bezieht sich zum einen auf gesellschaftlich-institutionelle Rahmenbedingungen und Verordnungen bzw. Leitlinien. Wichtige Informationen hierzu Abschn. 1.2 und Kap. 2.

Zum anderen bezieht sich die Makroebene aber auch auf die berufswissenschaftliche Qualifikationsforschung, welche Tätigkeiten aus dem beruflichen Alltag von ATA und OTA abbildet.

Die Abbildung von berufstypischen Tätigkeiten ist uns, wie in Kap. 3 dargestellt, mithilfe unserer Forschung gelungen. Unsere Forschungsergebnisse können Ihnen bei der Erstellung von Lernsituationen als Grundlage dienen. Das pädagogische Handeln ist von Ihnen auf der Meso- und Mikroebene zu berücksichtigen.

Um ATA- und OTA-Auszubildende umfassend auf die Berufswirklichkeit vorzubereiten, müssen zudem herausfordernde Situationen Einklang in den Unterricht finden.

So sind wir vorgegangen Bei der Auswertung und Interpretation unserer Forschungsergebnisse war auffällig, dass das Arbeiten unter Zeitdruck sowie das gleichzeitige Verrichten mehrerer Tätigkeiten die häufigsten Herausforderungen von ATA und OTA darstellen. Uns fiel insbesondere auf, dass ATA das Arbeiten im Aufwachraum als eine der größten Herausforderungen im Arbeitsalltag erleben. OTA hingegen erlebten die Betreuung wacher Patienten als größte Herausforderung. Innerhalb der Ausbildungsziele ist aufgefallen, dass sich im ATA-OTA-G kein Ausbildungsziel befindet, in dem die eigenen beruflichen Belastungen thematisiert werden. Der Umgang mit Stress und Zeitdruck wird weder in den Ausbildungszielen noch in den Kompetenzschwerpunkten explizit berücksichtigt. Im Kompetenzschwerpunkt 4 der APrV wird unter anderem auf die Reflexion und Bewältigung beruflicher Herausforderungen eingegangen. Der Kompetenzschwerpunkt 4 umfasst allerdings insgesamt nur 120 h für sechs Tätigkeitsbeschreibungen). Unserer Ansicht nach wäre es im ATA-OTA-G allerdings notwendig gewesen, ein Ziel zu definieren, welches die beruflichen Belastungen der Auszubildenden umfassend berücksichtigt.

Beispiel

Ihr Unterricht soll sich auch auf die spezifischen Herausforderungen Ihrer Auszubildenden beziehen? Dann fragen Sie doch einfach im Unterrichtsgeschehen (Achtung: jetzt sind wir auf der Mikroebene) nach erlebten Herausforderungen nach jedem Praxiseinsatz. Sie werden erstaunt sein, wie viele Aussagen hierzu kommen werden. Damit die Auszubildenden sich intensiv über die Einsatzzeit Gedanken machen können, sollten Sie ihnen Leitfragen/Leitsätze an die Hand geben. Innerhalb dieser Beantwortung werden den Auszubildenden Herausforderungen einfallen. Beispielsweise könnten Sie innerhalb der Praxisreflexion folgende Leitfragen/Leitsätze stellen:

- Gelernt habe ich…
- Geholfen hat mir…
- Gefreut habe ich mich über…
- Herausfordernd war…
- Der Theorie-Praxis-Transfer wurde gefördert durch…

Hier ist Ihre Kreativität gefragt. Auch können Sie fragen, wann die Auszubildenden in Stress geraten, denn auch dann werden Sie eine Menge Antworten bekommen. ◄

6.2   Mesoebene

Auf der Mesoebene bestimmen Sie den Bildungsgehalt, beziehen Sie die Kompetenzschwerpunkte ein und hinterlegen Sie ein Kompetenzmodell, berücksichtigen Sie die Kompetenzsteigerung, bestimmen den Stundenumfang und die Verortung der Lernsituationen innerhalb der Ausbildungsdrittel. Legen Sie zusätzlich Titel und die Art von Unterricht fest.

Für Sie gilt es nun, innerhalb der ATA- und OTA – Ausbildung, Lernsituationen zu entwickeln, welche beide Ausbildungsschwerpunkte berücksichtigen. Auch ist darauf zu achten, dass Sie innerhalb der Ausbildungsdrittel durchgehend beide Ausbildungsgänge einbeziehen.

Kompetenzschwerpunkte einbeziehen
Hier spielt die APrV eine bedeutsame Rolle, damit die notwendigen Kompetenzen im Unterrichtsgeschehen berücksichtigt werden und somit die Ausbildungsziele erreicht werden.

Komplexitätssteigerung
Beachten Sie bei der Entwicklung der Lernsituation den Ausbildungsstand der Auszubildenden. So sollten Auszubildende zu Beginn mit „berufsorientierten Aufgaben" konfrontiert werden.

▶ Die Sicherung der beruflichen Handlungsfähigkeit bei der Gliederung von Unterrichtsinhalten steht stets im Vordergrund.

Im Verlauf der Ausbildung nehmen die Lernsituationen an Komplexität zu.

Bestimmung des Bildungsgehaltes
Auch sollten Sie immer den Bildungsgehalt von Lernsituationen bestimmen. Dieser lässt sich zum Beispiel mit den Leitfragen von Klafki bestimmen, die Sie sicher alle kennen.

So sind wir vorgegangen Wir haben zunächst den Bildungsgehalt bestimmt. In der Lernsituation soll der Zeitdruck sowie die empathische

Begleitung von Patienten aufgenommen werden. Die Leitfragen von Klafki haben uns hierbei sehr geholfen. Anbei zeigen wir Ihnen auf, welche Gedanken uns zum Ziel geführt haben.

Gegenwartsbedeutung

Zeitdruck wurde von ATA als „allgemeine Tätigkeit" beschrieben. Diese Aussage verdeutlicht, dass Zeitdruck und Stress zum Alltag der Berufe gehören. Auch Berentzen und Lennartz sowie Bittner nannten Zeitdruck und Hektik in der OP-Abteilung als allgegenwärtiges und zunehmendes Problem. Patienten hingegen haben nach Karsson et al. das Bedürfnis nach Verständnis und Empathie. Nach Hempel verspüren Patienten außerdem häufig Ängste und Unsicherheiten vor einem Eingriff. Durch die Hektik und die fehlenden Zeitressourcen ist es ATA und OTA oftmals nicht möglich, gezielt auf die Patienten mit ihren Bedürfnissen, Sorgen und Ängsten einzugehen. Wenn sich ATA und OTA die benötigte Zeit dem Patienten widmen, fehlt diese im OP-Ablauf und der Tagesplan der Operationen gerät ins Wanken. Da auch der Aufwachraum ein Arbeitsfeld von ATA darstellt, ist es von Bedeutung, dass dieser ebenfalls thematisiert wird. Der Aufwachraum wurde von den Befragten durchgehend als Herausforderung betrachtet, des Weiteren ist nach Götz et al. der Zeitdruck auch hier allgegenwärtig. Somit ist davon auszugehen, dass die Auszubildenden in diesem Setting ebenfalls mit der Herausforderung des Zeitdrucks konfrontiert werden.

Zukunftsbedeutung

Nach Berentzen und Lennartz steigen die OP-Fallzahlen bei gleichzeitig bestehendem Personalmangel. Des Weiteren ist die Arbeit im OP anstrengend, psychisch belastend und geschieht unter Zeitdruck. Nach dem OP-Barometer 2019 gaben knapp 46 % der Befragten an, dass Pflegepersonal im OP fehlt. Es ist davon auszugehen, dass Zeitdruck und Stress in der Operationsabteilung durch den Personalmangel weiter ansteigen werden. Immerhin würden knapp 40 % der Befragten diesen Beruf nicht wieder wählen. Aufgrund dessen ist es von Be-

deutung, dass die Auszubildenden auf diese Herausforderung vorbereitet werden.

Exemplarität

Nach Gündel et al. können Stress und Zeitdruck im Beruf kurzfristig gesehen zu einer Leistungssteigerung führen. Wird Zeitdruck allerdings zum Dauerzustand, kann dieser nicht nur der Gesundheit schaden, sondern beeinflusst die Qualität der Arbeit negativ. Stress und Zeitdruck kommen auch in der Operationsabteilung vor. Dieses belegt eine Befragung zur Arbeitssituation von Pflegepersonen in der Operations- und Anästhesieabteilung in deutschen Krankenhäusern, welche alle zwei Jahre durchgeführt wir. Demnach gaben 49 % der Befragten an, dass aufgrund von Stress die Patientensicherheit gefährdet wird. Weiterhin gaben knapp 46 % der Befragten im OP-Barometer 2019 an, dass ihre Berufsgruppe unter einem hohen Krankenstand leidet. Aufgrund dieser Aussagen ist anzunehmen, dass die Auszubildenden alltäglich mit Zeitdruck und Stress konfrontiert werden. Die Strategien, welche die Auszubildenden in der Lernsituation erfahren und erproben, sind übertragbar auf jegliche Stresssituationen, die ihnen begegnen werden. So ist der Zeitdruck nicht nur auf den Aufwachraum und den ambulanten OP gemünzt, sondern kann auch an anderer Stelle, wie innerhalb der Springertätigkeiten, auftreten.

Zugänglichkeit

Aufgrund der Tatsache, dass Zeitdruck und Stress zum Alltag in der Operationsabteilung gehören, ist die Thematik für die Auszubildenden zugänglich. Des Weiteren waren die Auszubildenden bereits im AWR und im ambulanten OP eingesetzt, sodass sie ihre Erfahrungen aus der Praxis aktiv in den Unterricht einbringen können.

Somit ist die Bestimmung des Bildungsgehaltes abgeschlossen.

Verortet haben wir die Lernsituation im Block acht, am Ende des 2. Ausbildungsdrittels. Wir haben diesen Zeitpunkt gewählt, weil wir davon ausgehen, dass die Auszubildenden zu diesem Zeitpunkt bereits Erfahrungen mit Zeitdruck gemacht haben. Auch der Einsatz im ambulanten OP ist zu diesem Zeitpunkt vermutlich schon absolviert.

6.3 Mikroebene

Hier beginnt Ihre didaktische Ausgestaltung Ihrer entwickelten Lernsituation, in welchen unter anderem folgenden Aspekte berücksichtigt werden sollten:

- Sachanalyse der Unterrichtsinhalte
- exemplarisches Prinzip
- Kompetenzorientierung
- Wahl des didaktischen Ansatzes
- Sozialform
- Methoden und Medien

Innerhalb Ihrer Lernsituationen sollten Sie auch die unterschiedlichen Blickwinkel der beteiligten Akteure berücksichtigen. So gilt es den Patienten ebenso zu berücksichtigen wie beteiligte Berufsgruppen.

▶ Bedenken Sie, dass die Blickwinkel beider Berufsbilder innerhalb der ATA/OTA-Ausbildung zu betrachten sind.

Das exemplarische Prinzip schließt Schlüsselprobleme ein. Nach Klafki handelt sich hierbei um immer wiederkehrende übergeordnete Probleme. Um Inhalte logisch und strukturiert aufeinander aufzubauen, eignen sich Handlungsstrukturen, da diese vollständige berufliche Handlungen umfassen.

▶ Um eine Theorie-Praxis-Verzahnung schließen Sie eine Lernsituation im besten Fall mit einer Lern- und Arbeitsaufgabe ab.

So sind wir vorgegangen Wenn Sie bereits als Lehrkraft arbeiten, haben Sie sicherlich Ihre Methode zur detaillierten Sachanalyse gefunden. Wir haben uns in unserer Masterthesis, für die die 360°-Analyse nach Schneider et al. entschieden. Die 360°-Analyse nimmt die unterschiedlichen Perspektiven der beteiligten Akteure ein. Durch die verschiedenen Perspektiven ist es Ihnen als Lehrender möglich, alle unterschiedlichen Blickwinkel mit den unterschiedlichen Schwerpunkten, Zielsetzungen und Problemen zu berücksichtigen.

Orientierung an der Berufspraxis der Lernenden

Auszubildende bringen Erfahrungen, Befürchtungen und Herausforderungen mit. Für Sie gilt es diese aufzudecken.

Anmerkung: Dieser Aspekt kann allerdings zur Herausforderung werden, da im gemeinsamen Unterricht beide Lernenden innerhalb der Berufspraxis (ATA und OTA) zu betrachten sind.

Orientierung am Patienten und am Angehörigen

Mit Patientinnen und Patienten aller Altersstufen und deren Bezugspersonen sollen ATA/OTA kommunizieren und interagieren. Deshalb ist es bedeutsam, Ängste, Gefühle und Bedürfnisse sowie mögliche Erfahrungen und Erwartungen von Patienten und Angehörigen miteinzubeziehen.

Orientierung an der Berufsfeldwissenschaft

Hier sollen Sie aktuelle berufsfeldwissenschaftliche Erkenntnisse, wie die Ergebnisse der Berufsfeldanalyse, also Tätigkeiten aus dem beruflichen Alltag, betrachten.

Anmerkung: Bisher sind wenige bis keine weiteren Forschungsergebnisse im Berufsfeld der ATA und OTA veröffentlicht. Sollte sich das ändern, sind diese Erkenntnisse von Ihnen miteinzubeziehen.

Orientierung an der Bezugswissenschaft

Hier gilt es für Sie als Lehrkraft Erkenntnisse und Inhalte der entsprechenden Thematik darzustellen.

Anmerkung: Die Individualität, insbesondere im Kontext benötigter Materialien, ist an dieser Stelle jedoch von Ihnen zu berücksichtigen. Sie müssen sich demnach bewusst machen, für wen Sie die Lernsituation erstellen. Für ATA, OTA oder für beide.

Orientierung an der Zukunft

Anforderungen, insbesondere aufgrund des demografischen Wandels, sind an dieser Stelle von Ihnen zu berücksichtigen.

Anmerkung: Hier sind insbesondere die steigenden OP-Zahlen, sowie die Entwicklung in der Technologie, insbesondere im Kontext von Medizinisch-Technischen-Geräten zu berücksichtigen.

Um die Perspektive der Auszubildenden hinreichend zu berücksichtigen, ist es notwendig, die Ausbildungsziele sowie die Kompetenzschwerpunkte der APrV als Grundlage zu nutzen. Sie werden feststellen, dass es bei der Erreichung der Ausbildungsziele bzw. Kompetenzschwerpunkte immer wieder zu Problemen oder Schwierigkeiten kommen kann. Zur Identifikation möglicher Probleme und Schwierigkeiten im Berufsalltag findet vorhandene Literatur Anwendung. Das folgende Beispiel soll Ihnen dieses Vorgehen verdeutlichen:

Das zu erreichende Ausbildungsziel Die Ausbildung zur Anästhesietechnischen Assistentin oder zum Anästhesietechnischen Assistenten und zur Operationstechnischen Assistentin oder zum Operationstechnischen Assistenten vermittelt die für die Berufsausübung erforderlichen fachlichen und methodischen Kompetenzen zur eigenverantwortlichen Durchführung und zur Mitwirkung, insbesondere in den operativen oder anästhesiologischen Bereichen der stationären und ambulanten Versorgung sowie in weiteren diagnostischen und therapeutischen Versorgungsbereichen, einschließlich der zugrunde liegenden Lernkompetenzen sowie der Fähigkeit zum Wissenstransfer und zur Selbstreflexion.

Mögliche Probleme bei der Erreichung des Ausbildungsziels Die OP-Fallzahlen steigen immer weiter an, gleichzeitig herrscht in der Funktionsabteilung durch stetigen Fachkräftemangel Zeitdruck. Dieses liegt auch darin begründet, dass immer mehr ambulante Operationen durchgeführt werden. Aufgrund des Zeitmangels ist es nicht immer möglich, die erforderlichen fachlichen und methodischen Kompetenzen zur

eigenverantwortlichen Durchführung und zur Mitwirkung zu fördern.

Auf Grundlage Ihrer bisher identifizierten Inhalte, Schwierigkeiten und Probleme aus den unterschiedlichen Perspektiven, ist es Ihnen nun möglich berufliche Schlüsselprobleme und Dilemmata abzuleiten.

6.4 Beispielhafte Lernsituationen

Wie dargestellt benötigt es zur Erstellung einer Lernsituation eine detaillierte Sachanalyse.

6.4.1 360°-Analyse in Originalform aus der Masterthesis

Anbei stellen wir Ihnen unsere 360°-Analyse in Originalform aus der Masterthesis vor. Da wir auf Grundlage der Forschungsergebnisse den Zeitdruck und die empathische Begleitung von Patienten in verschiedenen Settings aufgenommen werden sollen, orientiert sich an diesen Themensträngen auch die 360°-Analyse.

Orientierung an Berufspraxis

Perspektive Handelnde im Gesundheits- und Sozialwesen

In den nachfolgenden Tabellen Tab. 6.1 und 6.2 wird die Perspektive der Handelnden im Gesundheits- und Sozialwesen berücksichtigt. Dieses fußt auf den zu erreichenden Ausbildungszielen und den zu erreichenden Kompetenzschwerpunkten.

Perspektive Team

In der nachfolgenden Tabelle Tab. 6.3 wird die Perspektive Teams berücksichtigt. Dieses fußt auf den zu erreichenden Kompetenzschwerpunkten.

Perspektive Organisation

Zu erreichender Kompetenzschwerpunkt 5. Das eigene Handeln an rechtlichen Vorgaben und Qualitätskriterien ausrichten

Tab. 6.1 360° Analyse: Perspektive Handelnde im Gesundheits- und Sozialwesen auf Grundlage der zu erreichenden Ausbildungsziele

Zu erreichendes gemeinsames Ausbildungsziel	Mögliche Probleme
Die Ausbildung zur Anästhesietechnischen Assistentin oder zum Anästhesie-technischen Assistenten und zur Operationstechnischen Assistentin oder zum Operationstechnischen Assistenten vermittelt die für die Berufsausübung erforderlichen fachlichen und methodischen Kompetenzen zur eigenverantwortlichen Durchführung und zur Mitwirkung, insbesondere in den operativen oder anästhesiologischen Bereichen der stationären und ambulanten Versorgung sowie in weiteren diagnostischen und therapeutischen Versorgungsbereichen, einschließlich der zugrunde liegenden Lernkompetenzen sowie der Fähigkeit zum Wissenstransfer und zur Selbstreflexion	Die OP-Fallzahlen steigen immer weiter an, gleichzeitig herrscht in der Funktionsabteilung durch stetigen Fachkräftemangel Zeitdruck. Dieses liegt auch darin begründet, dass immer mehr ambulante Operationen durchgeführt werden
Die Ausbildung zur Anästhesietechnischen Assistentin oder zum Anästhesie-technischen Assistenten und zur Operationstechnischen Assistentin oder zum Operationstechnischen Assistenten vermittelt die für die Berufsausübung erforderlichen fachlichen und methodischen Kompetenzen zur eigenverantwortlichen Durchführung und zur Mitwirkung, insbesondere in den operativen oder anästhesiologischen Bereichen der stationären und ambulanten Versorgung sowie in weiteren diagnostischen und therapeutischen Versorgungsbereichen, einschließlich der zugrunde liegenden Lernkompetenzen sowie der Fähigkeit zum Wissenstransfer und zur Selbstreflexion	Aufgrund hoher Fluktuation herrscht stetiger Zeitdruck im ambulanten OP, sodass die Anleitung und Begleitung der Auszubildenden teilweise nicht stattfinden kann

Die Auszubildenden

a) üben den Beruf im Rahmen der relevanten rechtlichen Vorgaben sowie unter Berücksichtigung ihrer ausbildungs- und berufsbezogenen Rechte und Pflichten aus,

b) kennen das deutsche Gesundheitswesen in seinen wesentlichen Strukturen, erfassen Entwicklungen in diesem Bereich und schätzen die Folgen für den eigenen Beruf ein,

c) berücksichtigen im Arbeitsprozess Versorgungskontexte und Systemzusammenhänge und beachten ökonomische und ökologische Prinzipien.

Mögliche Probleme bei der Erreichung des Kompetenzschwerpunktes Die OP-Fachkräfte sind durch arbeitsorganisatorische Missstände belastet. Der Zeitdruck nimmt unter anderem durch eine wirtschaftliche Umorganisation immer mehr zu. Aber auch Einsparungsmaßnahmen der Organisation führen dazu, dass nicht alle Qualitätskriterien stetig beachtet werden.

Orientierung am Patienten

Gefühle des Patienten
Eine Operation ist für Patienten, im Gegensatz zu dem Personal, immer eine Ausnahmesituation. So ist es nicht verwunderlich, dass viele Patienten präoperativ Angst haben und sich ausgeliefert fühlen. Die Patienten haben Angst vor dem Kontrollverlust bei der Anästhesie, sie haben keine Kontrolle mehr über ihren eigenen Körper und fürchten, sich als Objekt zu fühlen. Aber auch die Angst vor Komplikationen durch die OP ist allgegenwärtig.

Erfahrungen und Erwartungen der Patienten
Die persönlichen Erfahrungen mit Operationen beeinflussen das Verhalten des Patienten. Die Patienten erwarten durch die Operation die Linderung von ihren Beschwerden. Gleichzeitig erwarten sie von dem OP-Personal Verständnis und Empathie in der Kommunikation.

Orientierung an Angehörigen
Die Angehörigen sind im OP nicht vordergründig verstreten, jedoch ist dieses im Einzel-

Tab. 6.2 360° Analyse: Perspektive Handelnde im Gesundheits- und Sozialwesen auf Grundlage der zu erreichenden Kompetenzen

Zu erreichender Kompetenzschwerpunkt	Mögliche Probleme
1. Berufsbezogene Aufgaben im ambulanten und stationären Bereich eigenverantwortlich planen und strukturiert ausführen Die Auszubildenden c) überwachen und unterstützen postoperativ und postanästhesiologisch eigenständig Patientinnen und Patienten aller Altersstufen in Aufwacheinheiten, beurteilen kontinuierlich gewonnene Parameter und Erkenntnisse, erkennen frühzeitig lebensbedrohliche Situationen und reagieren situativ angemessen	Der Zeitdruck vor allem im herausfordernden Setting Aufwachraum führt zu Hektik und Stress im Aufwachraum
3. Verantwortung für die Entwicklung der eigenen Persönlichkeit übernehmen (lebenslanges Lernen), berufliches Selbstverständnis entwickeln und berufliche Anforderungen bewältigen d) reflektieren persönliche und berufliche Herausforderungen in einem fortlaufenden, auch im zunehmenden Einsatz digitaler Technologien begründeten, grundlegenden Wandel der Arbeitswelt und leiten daraus ihren Lernbedarf ab	Die Arbeit im OP ist körperlich anstrengend und geschieht unter psychischen Belastungen und Zeitdruck, sodass die persönliche Gesunderhaltung manchmal hinten angestellt wird
4. Alle Auszubildenden sind zu befähigen insbesondere die folgenden übergreifenden fachlichen, methodischen und personalen Kompetenzen anzuwenden b) Entwicklung und Umsetzung berufsübergreifender Lösungen, die die Optimierung der Arbeitsabläufe ermöglichen und die Bedürfnisse der Patientinnen und Patienten berücksichtigen	Im OP herrscht Personalmangel, sodass die Beschäftigten schwere Aufgaben, die normalerweise mit mehreren Personen erledigt werden müssten, allein ausführen müssen. Des Weiteren arbeiten in der Funktionsabteilug OP verschiedene Berufsgruppen mit abweichenden Aufgaben zusammen, was zu Interessenkonflikten führen kann
6. Mit Patientinnen und Patienten aller Altersstufen und deren Bezugspersonen unter Berücksichtigung soziologischer, psychologischer, kognitiver, kultureller und ethischer Aspekte kommunizieren und interagieren b) gestalten professionelle Beziehungen mit Patientinnen und Patienten aller Altersstufen, die von Empathie und Wertschätzung gekennzeichnet und auch bei divergierenden Zielsetzungen oder Sichtweisen verständigungsorientiert gestaltet sind	• Viele Patienten sind zeitgleich im OP, es kommt zu Wartezeiten und Hektik, was die Beziehung zu den Patienten negativ beeinflussen kann • Der Zeitdruck bei der Patientenversorgung erschwert die Patientenzentrierung und die Beziehungsgestaltung mit den Patienten. Gleichzeitig verstärkt die daraus resultierende mangelnde Kommunikation aber die Ängste der Patienten

fall von dem Patienten abzuleiten Interaktion mit Angehörigen im OP ist am ehesten bei Kindern anzutreffen.

Orientierung an der Berufsfeldwissenschaft[1]

Handlungswissen (Standards)
Es gibt für die Funktionsabteilung Standards zur Vorbereitung von Operationen sowie Checklisten

für Operationen. Ebenso gibt es Standards für die Nachbereitung von Operationen und Standards zur postoperativen Überwachung, welche in der Funktionsabteilung Anwendung finden.

Orientierung an der Bezugswissenschaft
Die zu berücksichtigenden Bezugswissenschaften in der ATA-OTA-Ausbildung finden sich in den Kompetenzschwerpunkten der APrV.

Zu berücksichtigende Bezugswissenschaften
In den nachfolgenden Tabellen Tab. 6.4, 6.5, 6.6 und 6.7 werden notwendige Bezugswissenschaften berücksichtigt. Auch hier dienen die zu

---

[1] Die Berufsfeldwissenschaft ATA und OTA ist bisher kaum erforscht, daher erfolgt hier der Rückgriff auf hausinterne Standards.

Tab. 6.3 360° Analyse: Perspektive des Teams auf Grundlage der zu erreichenden Kompetenzschwerpunkte

Zu erreichender Kompetenzschwerpunkt	Mögliche Probleme
3. Interdisziplinäres und interprofessionelles Handeln verantwortlich mitgestalten Die Auszubildenden a) sind sich der Bedeutung von Abstimmungs- und Koordinierungsprozessen in Teams bewusst, kennen und beachten die jeweils unterschiedlichen Verantwortungs- und Aufgabenbereiche und grenzen diese begründet mit dem eigenen Verantwortungs- und Aufgabenbereich ab, b) übernehmen Mitverantwortung bei der interdisziplinären und interprofessionellen Behandlung und Versorgung von Patientinnen und Patienten aller Altersstufen und unterstützen die Sicherstellung der Versorgungskontinuität an interprofessionellen und institutionellen Schnittstellen, c) übernehmen Mitverantwortung für die Organisation und Gestaltung gemeinsamer Arbeitsprozesse auch im Hinblick auf Patientenorientierung und -partizipation	Es findet im Setting OP nur eine mangelnde berufsübergreifende Kommunikation statt. Bei mangelnder Kommunikation im Aufwachraum ist vor allem die Patientensicherheit in Gefahr. Des Weiteren ist das Verhältnis im OP zwischen ATA und OTA seit jeher angespannt

Tab. 6.4 360° Analyse: Zu berücksichtigende Bezugswissenschaft Psychologie auf Grundlage der zu erreichenden Kompetenzschwerpunkte

Zu erreichender Kompetenzschwerpunkt	Notwendige Bezugswissenschaft: Psychologie
6. Mit Patientinnen und Patienten aller Altersstufen und deren Bezugspersonen unter Berücksichtigung soziologischer, psychologischer, kognitiver, kultureller und ethischer Aspekte kommunizieren und interagieren Die Auszubildenden a) richten Kommunikation und Interaktion an Grundlagen aus Psychologie und Soziologie aus und orientieren sich an berufsethischen Werten, b) gestalten professionelle Beziehungen mit Patientinnen und Patienten aller Altersstufen, die von Empathie und Wertschätzung gekennzeichnet und auch bei divergierenden Zielsetzungen oder Sichtweisen verständigungsorientiert gestaltet sind c) nehmen die psychischen, kognitiven und physischen Bedürfnisse und Ressourcen von Patientinnen und Patienten aller Altersstufen sowie von deren Bezugspersonen individuell und situationsbezogen wahr, richten ihr Verhalten und Handeln danach aus und berücksichtigen dabei auch geschlechtsbezogene und soziokulturelle Aspekte	Hier sind vor allem Kommunikationsmodelle von Bedeutung, ebenfalls muss der Themenbereich der Empathie berücksichtigt werden

erreichende Kompetenzschwerpunkte als Grundlage für die einbezogenen Bezugswissenschaften.

Als letzter Punkt der 360° Analyse, muss auch die Zukunft aus unterschiedlichen Perspektiven betrachtet werden.

Orientierung an Zukunft

Perspektive ATA und OTA
ATA und OTA arbeiten schon lange gemeinsam in der Funktionsabteilung, allerdings handelt es sich um zwei verschiedene Berufsgruppen. Durch die Zusammenlegung der Ausbildungen mit dem neuen ATA-OTA-Gesetz, sind beide Berufe in Zukunft als gemeinsamer Beruf anzusehen.

Perspektive Team
Die personelle Unterbesetzung steigt stetig, auch in Zukunft ist nicht mit einer ausgewogenen Personaldecke in der Operationsabteilung zu rechnen.

Perspektive Organisation
Die Zahlen der Operationen steigen stetig an, genau wie die Operationen, die ambulant durchgeführt werden. Das bedeutet, dass es nicht mehr möglich sein wird, an alten Organisations-

Tab. 6.5 360° Analyse: Zu berücksichtigende Bezugswissenschaft Soziologie auf Grundlage der zu erreichenden Kompetenzschwerpunkte

Zu erreichender Kompetenzschwerpunkt	Notwendige Bezugswissenschaft: Soziologie
3. Interdisziplinäres und interprofessionelles Handeln verantwortlich mitgestalten Die Auszubildenden a) sind sich der Bedeutung von Abstimmungs- und Koordinierungsprozessen in Teams bewusst, kennen und beachten die jeweils unterschiedlichen Verantwortungs- und Aufgabenbereiche und grenzen diese begründet mit dem eigenen Verantwortungs- und Aufgabenbereich ab, c) übernehmen Mitverantwortung für die Organisation und Gestaltung gemeinsamer Arbeitsprozesse auch im Hinblick auf Patientenorientierung und -partizipation b) übernehmen Mitverantwortung bei der interdisziplinären und interprofessionellen Behandlung und Versorgung von Patientinnen und Patienten aller Altersstufen und unterstützen die Sicherstellung der Versorgungskontinuität an interprofessionellen und institutionellen Schnittstellen d) beteiligen sich an Teamentwicklungsprozessen und gehen im Team wertschätzend miteinander um e) sind aufmerksam für Spannungen und Konflikte im Team, reflektieren diesbezüglich die eigene Rolle und bringen sich zur Bewältigung von Spannungen und Konflikten konstruktiv ein f) bringen die berufsfachliche Sichtweise in die interprofessionelle Kommunikation ein und kommunizieren fachsprachlich	• Hier sollten die Ängste der Patienten thematisiert werden. Da die Operation für den Patienten stets eine Ausnahmesituation darstellt, ist es von Bedeutung, dass die Ängste der Patienten ernst genommen werden und auf diese adäquat reagiert wird • Ein weiterer wichtiger Aspekt ist die Zusammenarbeit im interdisziplinären Team. Vor allem im OP treffen viele Berufsgruppen mit teilweise unterschiedlichen Zielsetzungen aufeinander, sodass hier eine enge Abstimmung von besonderer Bedeutung ist
4. Verantwortung für die Entwicklung der eigenen Persönlichkeit übernehmen (lebenslanges Lernen), berufliches Selbstverständnis entwickeln und berufliche Anforderungen bewältigen a) verstehen den Beruf in seiner Eigenständigkeit, positionieren ihn im Kontext der Gesundheitsfachberufe, entwickeln unter Berücksichtigung berufsethischer und eigener ethischer Überzeugungen ein eigenes berufliches Selbstverständnis und bringen sich kritisch in die Weiterentwicklung des Berufs ein c) bewerten das lebenslange Lernen als ein Element der persönlichen und beruflichen Weiterentwicklung, übernehmen Eigeninitiative und Verantwortung für das eigene Lernen und nutzen hierfür auch moderne Informations- und Kommunikationstechnologien d) reflektieren persönliche und berufliche Herausforderungen in einem fortlaufenden, auch im zunehmenden Einsatz digitaler Technologien begründeten, grundlegenden Wandel der Arbeitswelt und leiten daraus ihren Lernbedarf ab	Vor allem bei der Zusammenarbeit im Team ist die Selbstreflexion und Fremdreflexion von besonderer Bedeutung. Nur durch die eigene Reflexion und die Reflexion von außen kann das eigene Handeln evaluiert und bei Bedarf angepasst werden. Durch die Eigen- und Fremdreflexion ist es außerdem möglich, den eigenen Lernbedarf zu erfassen

strukturen festzuhalten, sondern dass eine Umgestaltung von Nöten sein wird.

Schlüsselprobleme und Dilemmata

Auf Grundlage der 360°-Analyse konnten wir folgende Schlüsselprobleme identifizieren:

• Als ATA und OTA das Gefühl von Zeitdruck erleben
• Als ATA und OTA das Gefühl von Frust und Stress erleben
• Als ATA und OTA mangelnde und unprofessionelle Kommunikation erleben

• Als ATA und OTA interdisziplinäre Konflikte erleben
• Als ATA und OTA unzureichende berufsübergreifende Unterstützung erleben

Außerdem konnten wir folgende Dilemmata ableiten:

• Vereinbarkeit von empathischer und patientenzentrierter Begleitung und Zeitdruck
• Vereinbarkeit der eigenen Aufgaben und der berufsübergreifenden Unterstützung

Tab. 6.6 360° Analyse: Zu berücksichtigende Bezugswissenschaft Physiologie auf Grundlage der zu erreichenden Kompetenzschwerpunkte

Zu erreichender Kompetenzschwerpunkt	Notwendige Bezugswissenschaft: Physiologie
1. Berufsbezogene Aufgaben im ambulanten und stationären Bereich eigenverantwortlich planen und strukturiert ausführen	Um bei Anästhesie und Operationen fach- und sachgerecht mitarbeiten zu können, sind Kenntnisse aus Anatomie und Physiologie besonderer Bedeutung.
f) assistieren geplant und strukturiert auf Grundlage von medizinischen Erkenntnissen und relevanten Kenntnissen von Bezugswissenschaften wie Naturwissenschaften, Anatomie, Physiologie, allgemeiner und spezieller Krankheitslehre und medizinischer Mikrobiologie bei anästhesiologischen Verfahren und Maßnahmen in den verschiedenen operativen und diagnostischen Bereichen	
e) führen geplant und strukturiert auf Grundlage von medizinischen Erkenntnissen und relevanten Kenntnissen von Bezugswissenschaften wie Naturwissenschaften, Anatomie, Physiologie, allgemeiner und spezieller Krankheitslehre und medizinischer Mikrobiologie die Instrumentiertätigkeit in den verschiedenen operativen und diagnostischen Bereichen eigenständig durch und koordinieren und kontrollieren situationsgerecht die Arbeitsabläufe unter Beachtung der Sterilzone und unter Beachtung relevanter Schutzvorschriften bezogen auf die Exposition durch Strahlung und elektromagnetische Felder	

Inhalte der Lernsituation

In Tab. 6.8 finden sich die berücksichtigten und in Tab. 6.9 die nicht berücksichtigten Inhalte in der Lernsituation (Abschn. 6.3).

Formale Kriterien der Lernsituation

Bei der formalen Ausgestaltung der Lernsituation hat uns ein Planungsraster von Kuckeland geholfen. Dieses haben wir leicht modifiziert.

Berücksichtigt wurde von uns:

Schritte der Handlungsstruktur

Eignen sich, um Inhalte logisch und strukturiert aufeinander aufzubauen. Wir haben uns für den Wahrnehmungszyklus nach Vogel entschieden. Auch andere Vorgehensweisen, wie beispielsweise der Reflexionszyklus nach Korthagen wären an dieser Stelle denkbar.

Verantwortliche Lehrkraft

Waren an dieser Stelle Anika Düpjohann und Ellen Rewer.

Art von Unterricht

Es gibt verschiedene Unterrichtsformen. Möglich wären hier unter anderem theoretischer oder fachpraktischer Unterricht.

Ausrichtung des Lehr-Lern-Arrangements

Die Ausrichtungen des Lehr-Lern-Arrangements können von Stunde zu Stunde variieren. Sie haben bestimmt eigene Vorlieben, so wären hier zum Beispiel Situations- oder fallorientiert, Ergebnisorientiert oder auch Fragen- oder Problemorientierung denkbar.

Themen/Mottos

Finden Sie kurze und prägnante, eventuell sogar provokante, Titel für Ihre Stunde.

Tab. 6.7 Analyse: Zu berücksichtigende Bezugswissenschaft Krankheitslehre auf Grundlage der zu erreichenden Kompetenzschwerpunkte

Zu erreichender Kompetenzschwerpunkt	Notwendige Bezugswissenschaft: Krankheitslehre
1. Berufsbezogene Aufgaben im ambulanten und stationären Bereich eigenverantwortlich planen und strukturiert ausführen	Um bei Anästhesie und Operationen fach- und sachgerecht mitarbeiten zu können, sind Kenntnisse aus der Krankheitslehre von besonderer Bedeutung. Diese Kenntnisse ermöglichen den Auszubildenden vorausschauendes Arbeiten während einer Narkose bzw. Operation. Komplikationen können rechtzeitig erkannt und notwendige Prophylaxen eingeleitet werden.
d) kennen Medikamente umfassend, die zur und im Rahmen der Anästhesie angewendet werden sowie anästhesiologische Verfahren und Maßnahmen einschließlich deren Abläufe und mögliche Komplikationen,	
e) bereiten eigenständig geplant und strukturiert anästhesiologische Maßnahmen in unterschiedlichen operativen und diagnostischen Bereichen auch unter Nutzung von Standards und Checklisten vor	
f) assistieren geplant und strukturiert auf Grundlage von medizinischen Erkenntnissen und relevanten Kenntnissen von Bezugswissenschaften wie Naturwissenschaften, Anatomie, Physiologie, allgemeiner und spezieller Krankheitslehre und medizinischer Mikrobiologie bei anästhesiologischen Verfahren und Maßnahmen in den verschiedenen operativen und diagnostischen Bereichen	
c) kennen umfassend auf der Grundlage medizinischer, medizinisch-technischer und weiterer bezugswissenschaftlicher Erkenntnisse unterschiedliche Operationsverfahren einschließlich Möglichkeiten und Einsatz radiologischer Diagnostik und weiterer bildgebender Verfahren sowie deren Abläufe und mögliche Komplikationen,	
d) bereiten eigenständig geplant und strukturiert operative Eingriffe in unterschiedlichen operativen und diagnostischen Bereichen auch unter Nutzung von Standards und Checklisten vor	
e) führen geplant und strukturiert auf Grundlage von medizinischen Erkenntnissen und relevanten Kenntnissen von Bezugswissenschaften wie Naturwissenschaften, Anatomie, Physiologie, allgemeiner und spezieller Krankheitslehre und medizinischer Mikrobiologie die Instrumentiertätigkeit in den verschiedenen operativen und diagnostischen Bereichen eigenständig durch und koordinieren und kontrollieren situationsgerecht die Arbeitsabläufe unter Beachtung der Sterilzone und unter Beachtung relevanter Schutzvorschriften bezogen auf die Exposition durch Strahlung und elektromagnetische Felder	

Tab. 6.8 Berücksichtigte Inhalte in der Lernsituation

Berücksichtige Inhalte in der Lernsituation	Begründung auf Grundlage der 360-Grad-Analyse
Zeitdruck	Durch Zeitdruck ergeben sich Stresssituationen. Stress wurde bereits thematisch berücksichtigt. In dieser Lernsituation stehen Handlungsstrategien der Auszubildenden im Vordergrund.
Patientenzentrierte und empathische Begleitung von Patienten	In der 360° Analyse wurde festgestellt, dass viele Patienten Angst vor Operationen empfinden, somit ist es von Bedeutung, dass die Patienten bedürfnisorientiert begleitet werden. Mangelnde und unprofessionelle Kommunikation verstärkt die Ängste der Patienten.
Interdisziplinäre Zusammenarbeit Kommunikation im Team	In der 360° Analyse wurde festgestellt, dass das Verhältnis zwischen ATA und OTA angespannt ist und eine gegenseitige Unterstützung nicht immer stattfindet. Allerdings ist dieses von Bedeutung, um die Patientensicherheit zu gewährleisten
Arbeitsalltag im ambulanten OP	Es konnte festgestellt werden, dass die Zahl der ambulanten Operationen zwischen 2010 bis 2017 stetig gestiegen ist, außerdem werden zukünftig auch OTA in diesem Bereich eingesetzt (KBV, 2018)
Selbstreflexion und Fremdreflexion	Findet zum Abschluss Einbezug in die Lernsituation

Tab. 6.9 Nicht berücksichtigte Inhalte in der Lernsituation

Nicht berücksichtige Inhalte in der Lernsituation	Begründung
Kommunikationsmodelle	Wird in den vorhergehenden Theorieblöcken thematisiert
Anatomie und Physiologie	
Allgemeine und spezielle Krankheitslehre	
OP-Abläufe	
Standards	
Gefühle, Erwartungen und Erfahrungen der Angehörigen	
Zukunft der Betroffenen, des Teams und der Organisation	

Ausbildungsziele

Hier sind die Ausbildungsziele aus dem ATA-OTA-G zu berücksichtigen. Bedenken Sie an dieser Stelle, dass es gemeinsame und getrennte Ausbildungsziele gibt.

Kompetenzschwerpunkte

Was möchten Sie als Lehrkraft in Ihrer Stunde erreichen? Überlegen Sie, welches Ziel Sie anstreben und ziehen Sie hier die Kompetenzschwerpunkte der AprV mit ein. Bedenken Sie, dass sich die Tätigkeitsbeschreibungen stellenweise unterscheiden.

Zu fördernde Teilkompetenzen

An dieser Stelle formulieren Sie die zu fördernden Teilkompetenzen für jede Stunde der Lernsituation aus. Zu berücksichtigende Teilkompetenzen können hier auf Grundlage der KMK Selbstkompetenz, Sozialkompetenz, Kommunikative Kompetenz, Methodenkompetenz, Fachkompetenz und Lernkompetenz sein.

Tab. 6.10 Zuordnung der Lernsituation „Als ATA und OTA Strategien im Umgang mit Herausforderungen im Arbeitsalltag entwickeln, umsetzen und reflektieren" im 8. Theorieblock 2. Ausbildungsdrittel (formal angelehnt an Kuckeland, gefüllt mit eigenen Inhalten aus der Masterthesis)

Titel der Lernsituation:	Vorgesehene Stunden	Curriculare Verortung											
Als ATA und OTA Strategien im Umgang mit Herausforderungen im Arbeitsalltag entwickeln, umsetzen und reflektieren	18	1. Ausbildungsdrittel				1. Ausbildungsdrittel				1. Ausbildungsdrittel			
		1. TB	2. TB	3. TB	4. TB	5. TB	6. TB	7. TB	8. TB	9. TB	10. TB	11. TB	12. TB
									x				

Inhaltscluster

Hier stellen Sie die Inhalte Ihrer jeweiligen Stunde dar.

Didaktische Ansätze

Wenn Sie schon länger als Lehrkraft arbeiten, haben Sie sicherlich didaktische Vorlieben. So können Sie beispielsweise den Erfahrungsorientierten Ansatz nach Scheller oder auch den Motivations- und problemorientierten Ansatz nach Roth wählen.

Methoden

Es gibt eine Vielzahl an Unterrichtsmethoden. Hier sind Ihrer Kreativität keine Grenzen gesetzt.

Sozialformen

Ergibt sich aus Ihren gewählten Methoden, beispielsweise Einzelarbeit, Gruppenarbeit oder Plenumsarbeit.

Medien/Materialien

Das Festhalten der benötigten Materialien für Ihre Stunde bietet Ihnen einen Überblick, um stets gut auf den Unterricht vorbereitet zu sein.

6.4.2   Beispielhafte Lernsituation ATA und OTA

In der folgenden Tabelle Tab. 6.10 wird die Lernsituation im achten Theorieblock zugeordnet.

In den folgenden Tabellen wird die Lernsituation detailliert anhand des vorgestellten Planungsrasters dargestellt. Eine Besonderheit der Lernsituation ist die Trennung der Auszu-

bildenden nach ATA und OTA in der 9. Stunde (Tab. 6.15). In der 13. Stunde (Tab. 6.19) werden die Auszubildenden wieder zusammengeführt. Die Trennung erfolgt, da ATA und OTA unterschiedliche Schlüsselprobleme bearbeiten, das zentrale Problem des Zeitdruckes jedoch bei beiden integriert ist. Während der Trennung ist es den Auszubildenden möglich, fachspezifische Handlungsstrategien zu entwickeln. Nach der Zusammenführung in der 13. Stunde können diese Handlungsstrategien ausgetauscht und reflektiert werden. Dieses dient auch dem Gefühl der Gemeinsamkeit, um die interdisziplinäre Zusammenarbeit zu fördern.

1.–4. Stunde der Lernsituation

Die 1.–4. Stunde der Lernsituation finden Sie in den nachfolgenden Tabellen Tab. 6.11 und 6.12. Durch die ausgewählten Stundenmottos *Zeitdruck im Arbeitsalltag – welche Erfahrungen habe ich gemacht?* und *Wie habe ich den Zeitdruck des Arbeitsalltags im ambulanten OP wahrgenommen?* wird direkt an die Lebenswelt von ATA und OTA angeknüpft. Durch die Auseinandersetzung mit der Berufswirklichkeit bietet sich den ATA – und OTA – Auszubildenden die Möglichkeit, die eigenen Erfahrungen im Kontext Zeitdruck im Arbeitsalltag zu reflektieren.

5.–6. Stunde der Lernsituation

In dieser 5. und 6. Stunde der Lernsituation (Tab. 6.13) soll durch das Motto *„Wie und in welchen Situationen könnten Sie sich, insbesondere bei einem ausgelastetem OP-Programm, gegenseitig im OP unterstützen?"* der Zusammenhalt gefördert werden. Die Auszubildenden sollen sich mit Situationen auseinandersetzen, in welchen sie sich gegenseitig unterstützen könnten, um das Miteinander in der interdisziplinären Zusammenarbeit zu vertiefen.

7.–8. Stunde der Lernsituation
In der 7. Und 8. Stunde der Lernsituation (Tab. 6.14) soll der Schwerpunkt nicht auf der technischen Durchführung liegen. Vielmehr sollen sich ATA und OTA unter dem Motto *Zeitdruck im OP – kein Problem für die bedarfsgerechte empathische patientenzentrierte Versorgung!?* über ihr Auftreten gegenüber Patienten Gedanken machen. Es soll insbesondere das Erleben des Zeitdrucks aus Sicht von Patienten in den Blick genommen werden. ATA und OTA arbeiten unter Zeitdruck und sollen eine bedarfsgerechte empathische patientenzentrierte Versorgung gewährleisten.

9.–11. Stunde der Lernsituation
Nach der achten Stunde dieser Lerneinheit werden die Auszubildenden nach ATA und OTA getrennt. Mit dem Motto *Postoperativ patientenzentrierte, bedarfsgerechte Maßnahmen auch unter Zeitdruck in den Arbeitsalltag einbinden und Kollegen in ähnlichen Situationen unterstützten* (Tab. 6.15 und 6.16) ist es möglich, eine fallbezogene, intensive Auseinandersetzung mit den Schlüsselproblemen zu erzielen. Die gewählte Mikromethode sollte neue Blickwinkel schaffen können und die Personalkompetenz fördern.

12. Stunde der Lernsituation
Unter dem Motto *Handlungsstrategien/Handlungsalternativen qualitativ bewerten und Feed-*back geben* (Tab. 6.17 und Tab. 6.18) sollen sich die ATA und OTA – Auszubildenden ein Urteil über ihre Handlungsstrategien/Handlungsalternativen bilden, um diese daraufhin bewerten zu können. Im Anschluss an die 12. Stunde werden die Auszubildenden ATA und OTA wieder zusammengeführt.

13.–15. Stunde der Lernsituation
Mit dem Motto der 13.–15. Stunde (Tab. 6.19) *Zeitdruck im Arbeitsalltag – gibt es innerhalb der erarbeiteten Handlungsstrategien/Handlungsalternativen Gemeinsamkeiten und Unterschiede bei ATA und OTA* ist es möglich die interdisziplinäre Zusammenarbeit zu fördern. Dieses ist von Bedeutung, da sich die Zusammenarbeit unter den verschiedenen Berufsgruppen in der OP-Abteilung stellenweise schwierig und konfliktträchtig gestaltet. Ein Gefühl der Gemeinsamkeit soll in diesen Stunden entstehen.

16.–18. Stunde der Lernsituation
Mit dem Motto der 13.–15. Stunde *Zeitdruck im Arbeitsalltag – gibt es innerhalb der erarbeiteten Handlungsstrategien/Handlungsalternativen Gemeinsamkeiten und Unterschiede bei ATA und OTA* soll in diesen Stunden ein Gefühl der Gemeinsamkeit entstehen.

Mit diesem Gefühl soll in den darauffolgenden Stunden (16.–18. Stunde) unter dem Motto *Austausch und Reflexion der Lernsituation* ein Dialog (Tab. 6.20) entstehen.

Tab. 6.11 Planungsraster der Lernsituation „Als ATA und OTA Strategien im Umgang mit Herausforderungen im Arbeitsalltag entwickeln, umsetzen und reflektieren" im 8. Theorieblock, 2. Ausbildungsdrittel, 1.–2. Stunde (formal angelehnt an Kuckeland, gefüllt mit eigenen Inhalten aus der Masterthesis)

Stunden / Aspekte	8. Theorieblock 1.+2. Stunde
Schritte der Handlungsstruktur	**Wahrnehmen/Beobachten (Praxisreflexion)**
Verantwortliche (Lehrende)	Anika Düpjohann und Ellen Rewer
Arten von Unterricht	Theoretischer Unterricht
Ausrichtungen der Lehr-Lern-Arrangements	Erlebnisorientiert
Themen/Mottos	Zeitdruck im Arbeitsalltag —welche Erfahrungen habe ich gemacht?
Ausbildungsziele	Mit beruflichen Anforderungen im **anästhesiologischen** bzw. **operativen** Versorgungsbereich unter Berücksichtigung des eigenen jeweiligen physischen und psychischen Gesundheitszustandes umgehen können
Zielsetzungen innerhalb der Kompetenzschwerpunkte	Eigene Erfahrungen zum Thema Zeitdruck im Arbeitsalltag reflektieren
	4d
Zu fördernde Teilkompetenzen	**Selbstkompetenz** • Die Lernenden reflektieren ihre eigenen Erfahrungen zum Thema Zeitdruck im Arbeitsalltag • Die Lernenden reflektieren die Bedeutung des Zeitdrucks für die patientenzentrierte Versorgung **Sozialkompetenz** Die Lernenden bewerten ihre Assoziationen in Kleingruppen **Kommunikative Kompetenz** Die Lernenden berichten von ihren Erfahrungen im Plenum **Methodenkompetenz** Die Lernenden strukturieren ihre Assoziationen nach Oberbegriffen **Fachkompetenz** Wird schwerpunktmäßig an dieser Stelle nicht gefördert
Inhalts-Cluster	Zeitdruck —welche Erfahrungen habe ich im Arbeitsalltag gemacht?

Tab. 6.11　(Fortsetzung)

Stunden Aspekte	8. Theorieblock 1.+2. Stunde
Schritte der Handlungsstruktur	**Wahrnehmen/Beobachten (Praxisreflexion)**
	Zeitdruck —welche Bedeutung hat dieser für die patientenorientierte Versorgung?
Didaktische Ansätze	Erfahrungsorientierter Ansatz
Mögliche Methoden	Ideenkarussell
Sozialformen	Je nach Methode
Medien/ Materialien	Benötigte Medien und Materialien ergeben sich aus der gewählten Methode.

Tab. 6.12 Planungsraster der Lernsituation „Als ATA und OTA Strategien im Umgang mit Herausforderungen im Arbeitsalltag entwickeln, umsetzen und reflektieren" im 8. Theorieblock, 2. Ausbildungsdrittel, 3.–4. Stunde (formal angelehnt an Kuckeland, gefüllt mit eigenen Inhalten aus der Masterthesis)

Stunden Aspekte	8. Theorieblock 3.+4. Stunde		
Schritte der Handlungsstruktur	**Wahrnehmen/Beobachten (Praxisreflexion)**		
Verantwortliche (Lehrende)	Anika Düpjohann und Ellen Rewer		
Arten von Unterricht	Theoretischer Unterricht		
Ausrichtungen der Lehr-Lern-Arrangements	Erlebnisorientiert		
Themen/Mottos	Wie habe ich den Zeitdruck des Arbeitsalltags im ambulanten OP wahrgenommen?		
Ausbildungsziele	Mit beruflichen Anforderungen im **anästhesiologischen** bzw. **operativen** Versorgungsbereich unter Berücksichtigung des eigenen jeweiligen physischen und psychischen Gesundheitszustandes umgehen können		
	Fach- und situationsgerechtes Assistieren bei anästhesiologischen Maßnahmen und Verfahren und operativen Eingriffen in anästhesiologischen und operativen Funktionsbereichen und weiteren Versorgungsbereichen		
Zielsetzungen innerhalb der Kompetenzschwerpunkte	Sich mit dem Arbeitsalltag im ambulanten OP auseinandersetzten		
	1f	1e	6b
Zu fördernde Teilkompetenzen	**Selbstkompetenz** Die Lernenden reflektieren den erlebten Zeitdruck im ambulanten OP		
	Sozialkompetenz Wird schwerpunktmäßig an dieser Stelle nicht gefördert		
	Kommunikative Kompetenz Die Lernenden berichten von den jeweiligen Erfahrungen im Arbeitsalltag des ambulanten OP		
	Methodenkompetenz Die Lernenden systematisieren den erlebten Zeitdruck nach den spezifischen Tätigkeiten von ATA und OTA im ambulanten OP		
	Fachkompetenz Wird schwerpunktmäßig an dieser Stelle nicht gefördert		

Tab. 6.12 (Fortsetzung)

Stunden / Aspekte	8. Theorieblock 3.+4. Stunde
Schritte der Handlungsstruktur	**Wahrnehmen/Beobachten (Praxisreflexion)**
Inhalts-Cluster	Arbeitsalltag im ambulanten OP
	Zeitdruck im ambulanten OP
Didaktische Ansätze	Erfahrungsorientierter Ansatz
Mögliche Methoden	• Partnerinterview • Clustern • Austausch im Plenum
Sozialformen	Je nach Methode
Medien/ Materialien	Benötigte Medien und Materialien ergeben sich aus der gewählten Methode

Tab. 6.13 Planungsraster der Lernsituation „Als ATA und OTA Strategien im Umgang mit Herausforderungen im Arbeitsalltag entwickeln, umsetzen und reflektieren" im 8. Theorieblock, 2. Ausbildungsdrittel, 5.-6. Stunde (formal angelehnt an Kuckeland, gefüllt mit eigenen Inhalten aus der Masterthesis)

Stunden Aspekte	8. Theorieblock - 5. und 6. Stunde
Schritte der Handlungsstruktur	**Einschätzen und Entscheiden**
Verantwortliche (Lehrende)	Anika Düpjohann und Ellen Rewer
Arten von Unterricht	Theoretischer Unterricht
Ausrichtungen der Lehr-Lern-Arrangements	Fragenorientiert
Themen/Mottos	Wie und in welchen Situationen könnten Sie sich, insbesondere bei einem ausgelastetem OP-Programm, gegenseitig im OP unterstützen?
Ausbildungsziele	Fach- und situationsgerechtes Assistieren bei **anästhesiologischen** Maßnahmen und Verfahren und operativen Eingriffen in **anästhesiologischen** und **operativen** Funktionsbereichen und weiteren Versorgungsbereichen
	Geplantes und strukturiertes Vorbereiten, Durchführen und Nachbereiten von berufsfeldspezifischen Maßnahmen der medizinischen Diagnostik und Therapie
Zielsetzungen innerhalb der Kompetenzschwerpunkte	Mitverantwortung bei der interdisziplinären Zusammenarbeit übernehmen
	3b
Zu fördernde Teilkompetenzen	**Selbstkompetenz** Wird schwerpunktmäßig an dieser Stelle nicht gefördert
	Sozialkompetenz Die Lernenden arbeiten im interdisziplinären Team zusammen
	Kommunikative Kompetenz Die Lernenden erkennen im Unterrichtsgespräch die Unterstützungsbedarfe der jeweiligen Berufsgruppe
	Methodenkompetenz Die Lernenden analysieren in der interdisziplinären Zusammenarbeit Situationen, in denen Unterstützung erforderlich ist
	Fachkompetenz Wird schwerpunktmäßig an dieser Stelle nicht gefördert
Inhalts-Cluster	Interdisziplinäre Zusammenarbeit

Tab. 6.13   (Fortsetzung)

Stunden \ Aspekte	8. Theorieblock - 5. und 6. Stunde
Schritte der Handlungsstruktur	**Einschätzen und Entscheiden**
	Unterstützungsbedürftige Situationen im ambulanten OP
Didaktische Ansätze	Motivations- und problemorientiert
Mögliche Methoden	• Kartenabfrage • Clustern • Austausch im Plenum
Sozialformen	Je nach Methode
Medien/ Materialien	Benötigte Medien und Materialien ergeben sich aus Ihrer gewählten Methode.

Tab. 6.14 Planungsraster der Lernsituation „Als ATA und OTA Strategien im Umgang mit Herausforderungen im Arbeitsalltag entwickeln, umsetzen und reflektieren" im 8. Theorieblock, 2. Ausbildungsdrittel, 7.–8. Stunde (formal angelehnt an Kuckeland, gefüllt mit eigenen Inhalten aus der Masterthesis)

Stunden / Aspekte	8. Theorieblock - 7. und 8. Stunde
Schritte der Handlungsstruktur	**Entscheiden**
Verantwortliche (Lehrende)	Anika Düpjohann und Ellen Rewer
Arten von Unterricht	Theoretischer Unterricht
Ausrichtungen der Lehr-Lern-Arrangements	Symbolorientiert
Themen/Mottos	Zeitdruck im OP —kein Problem für die bedarfsgerechte empathische patientenzentrierte Versorgung!?
Ausbildungsziele	Durchführen von bedarfsgerechten Maßnahmen und Verfahren zur Betreuung der Patientinnen und Patienten während ihres Aufenthaltes im **anästhesiologischen** bzw. **operativen** Versorgungsbereich unter Berücksichtigung ihres jeweiligen physischen und psychischen Gesundheitszustandes
Zielsetzungen innerhalb der Kompetenzschwerpunkte	Meinungen zur aufgeführten provokanten Fragestellung diskutieren und bewerten
	6b
Zu fördernde Teilkompetenzen	**Selbstkompetenz** • Die Lernenden reflektieren ihre eigenen Gedanken zur Ausgangsfrage • Die Lernenden bewerten ihren Erkenntnisgewinn **Sozialkompetenz** Die Lernenden arbeiten in der Gruppe zusammen **Kommunikative Kompetenz** Die Lernenden diskutieren die Ausgangsfrage im Partnergespräch **Methodenkompetenz** Wird schwerpunktmäßig an dieser Stelle nicht gefördert **Fachkompetenz** Wird schwerpunktmäßig an dieser Stelle nicht gefördert
Inhalts-Cluster	Fragenkatalog zur patientenzentrierten Begleitung unter Zeitdruck

Tab. 6.14 (Fortsetzung)

Stunden / Aspekte	8. Theorieblock - 7. und 8. Stunde
Schritte der Handlungsstruktur	Entscheiden
Didaktische Ansätze	Motivations- und problemorientiert
Mögliche Methoden	Kugellager
Sozialformen	Je nach Methode
Medien/ Materialien	Benötigte Medien und Materialien ergeben sich aus Ihrer gewählten Methode.

Tab. 6.15 Planungsraster der Lernsituation „Als ATA und OTA Strategien im Umgang mit Herausforderungen im Arbeitsalltag entwickeln, umsetzen und reflektieren" im 8. Theorieblock, 2. Ausbildungsdrittel, 9.–11. Stunde ATA (formal angelehnt an Kuckeland, gefüllt mit eigenen Inhalten aus der Masterthesis)

Stunden / Aspekte	8. Theorieblock - 9.-11. Stunde
Schritte der Handlungsstruktur	**Handeln (Skills-Lab)** **ATA**
Verantwortliche (Lehrende)	Anika Düpjohann
Arten von Unterricht	Fachpraktischer Unterricht
Ausrichtungen der Lehr-Lern-Arrangements	Fallorientiert (Schwerpunkt Aufwachraum)
Themen/Mottos	Postoperativ patientenzentrierte, bedarfsgerechte Maßnahmen, auch unter Zeitdruck, in den Arbeitsalltag einbinden und Kollegen in ähnlichen Situationen unterstützten
Ausbildungsziele	Überwachen des gesundheitlichen Zustandes der Patientinnen und Patienten und seines Verlaufs während des Aufenthaltes in den jeweiligen Versorgungsbereichen und Aufwacheinheiten außerhalb von Intensivtherapiestationen
Zielsetzungen innerhalb der Kompetenzschwerpunkte	Patienten postoperativ eigenständig unterstützen und situationsorientiert handeln

	1c	6b

Zu fördernde Teilkompetenzen	**Selbstkompetenz** Die Lernenden erarbeiten professionelle Handlungsstrategien in der patientenzentrierten Begleitung unter Zeitdruck
	Sozialkompetenz Die Lernenden arbeiten im Team zusammen
	Kommunikative Kompetenz
	• Die Lernenden berichten von ihren Erfahrungen im Plenum
	• Die Lernenden begründen ihre Handlungsalternativen
	Methodenkompetenz
	• Die Lernenden organisieren ihren Arbeitsablauf im Aufwachraum
	• Die Lernenden systematisieren professionelle Handlungsstrategien

Tab. 6.15   (Fortsetzung)

Stunden Aspekte	8. Theorieblock - 9.-11. Stunde
Schritte der Handlungsstruktur	**Handeln (Skills-Lab)** **ATA**
	Fachkompetenz Die Lernenden wenden geeignete Strategien an und nutzen geeignete Kommunikationsmodelle
Inhalts-Cluster	Handlungsstrategien bei der situationsorientierten, empathischen und patientenzentrierten Versorgung im Aufwachraum
Didaktische Ansätze	Handlungsorientiert
Mögliche Methoden	• Forumtheater • Jetzt-Später-Matrix
Sozialformen	Je nach Methode
Medien/ Materialien	Benötigte Medien und Materialien ergeben sich aus Ihrer gewählten Methode. Je nach schulinterner Ausstattung kann im Skills-Lab eine Kamera eingesetzt werden

Tab. 6.16 Planungsraster der Lernsituation „Als ATA und OTA Strategien im Umgang mit Herausforderungen im Arbeitsalltag entwickeln, umsetzen und reflektieren" im 8. Theorieblock, 2. Ausbildungsdrittel, 9.-11. Stunde OTA (formal angelehnt an Kuckeland, gefüllt mit eigenen Inhalten aus der Masterthesis)

Stunden / Aspekte	8. Theorieblock 9.-11. Stunde	
Schritte der Handlungsstruktur	**Handeln (Skills-Lab)** **OTA**	
Verantwortliche (Lehrende)	Ellen Rewer	
Arten von Unterricht	Fachpraktischer Unterricht	
Ausrichtungen der Lehr-Lern-Arrangements	Fallorientiert (Schwerpunkt Patienten in Lokalanästhesie)	
Themen/Mottos	Patientenzentrierte, bedarfsgerechte Maßnahmen auch unter Zeitdruck in den Arbeitsalltag einbinden und Kollegen in ähnlichen Situationen unterstützen	
Ausbildungsziele	Überwachen des gesundheitlichen Zustandes der Patientinnen und Patienten und seines Verlaufs während des Aufenthaltes in den jeweiligen Versorgungsbereichen	
Zielsetzungen innerhalb der Kompetenzschwerpunkte	Patienten eigenständig sowie empathisch begleiten und situationsorientiert bedarfsgerechte Maßnahmen einleiten	
	1b	6b
Zu fördernde Teilkompetenzen	**Selbstkompetenz** Die Lernenden erarbeiten professionelle Handlungsstrategien in der patientenzentrierten Begleitung unter Zeitdruck **Sozialkompetenz** Die Lernenden arbeiten im Team zusammen **Kommunikative Kompetenz** • Die Lernenden berichten von ihren Erfahrungen im Plenum • Die Lernenden begründen ihre Handlungsalternativen **Methodenkompetenz** • Die Lernenden organisieren ihren Arbeitsablauf im OP • Die Lernenden systematisieren professionelle Handlungsstrategien **Fachkompetenz**	

Tab. 6.16 (Fortsetzung)

Stunden Aspekte	8. Theorieblock 9.-11. Stunde
Schritte der Handlungsstruktur	**Handeln (Skills-Lab)** **OTA**
	Die Lernenden wenden geeignete Strategien an und nutzen geeignete Kommunikationsmodelle
Inhalts-Cluster	Handlungsstrategien bei der empathischen und patientenzentrierten Versorgung im OP
Didaktische Ansätze	Handlungsorientiert
Mögliche Methoden	• Forumtheater • Jetzt-Später-Matrix
Sozialformen	Je nach Methode
Medien/ Materialien	Benötigte Medien und Materialien ergeben sich aus Ihrer gewählten Methode. Je nach schulinterner Ausstattung kann im Skills-Lab eine Kamera eingesetzt werden

Tab. 6.17 Planungsraster der Lernsituation „Als ATA und OTA Strategien im Umgang mit Herausforderungen im Arbeitsalltag entwickeln, umsetzen und reflektieren" im 8. Theorieblock, 2. Ausbildungsdrittel, 12. Stunde ATA (formal angelehnt an Kuckeland, gefüllt mit eigenen Inhalten aus der Masterthesis)

Stunden / Aspekte	8. Theorieblock - 12. Stunde	
Schritte der Handlungsstruktur	**Bewerten (Skills-Lab)** **ATA**	
Verantwortliche (Lehrende)	Anika Düpjohann	
Arten von Unterricht	Fachpraktischer Unterricht	
Ausrichtungen der Lehr-Lern-Arrangements	Fallorientiert (Schwerpunkt Aufwachraum)	
Themen/Mottos	Handlungsstrategien/Handlungsalternativen qualitativ bewerten und Feedback geben	
Ausbildungsziele	Überwachen des gesundheitlichen Zustandes der Patientinnen und Patienten und seines Verlaufs während des Aufenthaltes in den jeweiligen Versorgungsbereichen und Aufwacheinheiten außerhalb von Intensivtherapiestationen	
Zielsetzungen innerhalb der Kompetenzschwerpunkte	Handlungsstrategien/Handlungsalternativen qualitativ im Kontext von Patienten postoperativ eigenständig unterstützen und situationsorientiert handeln, bewerten	
	1c	6b
Zu fördernde Teilkompetenzen	**Selbstkompetenz** Die Lernenden reflektieren und bewerten ihre Handlungsstrategien/Handlungsalternativen anhand eines Beobachtungsprotokolls	
	Sozialkompetenz Die Lernenden äußern sich zu gelungenen und weniger gelungenen Handlungsstrategien/Handlungsalternativen im Team und leiten ihre Konsequenzen daraus ab	
	Kommunikative Kompetenz Die Lernenden äußern sich zu der Methode Forumtheater, begründen ihre Meinung und geben sich gegenseitig ein Feedback	
	Methodenkompetenz Wird schwerpunktmäßig an dieser Stelle nicht gefördert	
	Fachkompetenz	

Tab. 6.17   (Fortsetzung)

Stunden Aspekte	8. Theorieblock - 12. Stunde
Schritte der Handlungsstruktur	**Bewerten (Skills-Lab)** **ATA**
	Die Lernenden sind in der Lage, in ähnlichen Situationen zu handeln
Inhalts-Cluster	• Qualitative Bewertung der Handlungsstrategien/Handlungsalternativen • Austausch und Reflexion der gewählten Methode (z.B. Forumtheater)
Didaktische Ansätze	Handlungsorientiert
Mögliche Methoden	Forumtheater
Sozialformen	Je nach Methode
Medien/ Materialien	Benötigte Medien und Materialien ergeben sich aus Ihrer gewählten Methode.

Tab. 6.18 Planungsraster der Lernsituation „Als ATA und OTA Strategien im Umgang mit Herausforderungen im Arbeitsalltag entwickeln, umsetzen und reflektieren" im 8. Theorieblock, 2. Ausbildungsdrittel, 12. Stunde OTA (formal angelehnt an Kuckeland, gefüllt mit eigenen Inhalten aus der Masterthesis)

Stunden / Aspekte	8. Theorieblock - 12. Stunde	
Schritte der Handlungsstruktur	**Bewerten (Skills-Lab)** OTA	
Verantwortliche (Lehrende)	Ellen Rewer	
Arten von Unterricht	Fachpraktischer Unterricht	
Ausrichtungen der Lehr-Lern-Arrangements	Fallorientiert (Schwerpunkt Patienten in Lokalanästhesie)	
Themen/Mottos	Handlungsstrategien/Handlungsalternativen qualitativ bewerten und Feedback geben	
Ausbildungsziele	Überwachen des gesundheitlichen Zustandes der Patientinnen und Patienten und seines Verlaufs während des Aufenthaltes in den jeweiligen Versorgungsbereichen	
Zielsetzungen innerhalb der Kompetenzschwerpunkte	Handlungsstrategien/Handlungsalternativen qualitativ im Kontext von Patienten eigenständig sowie empathisch begleiten und situationsorientiert bedarfsgerechte Maßnahmen einleiten, bewerten	
	1b	6b
Zu fördernde Teilkompetenzen	**Selbstkompetenz** Die Lernenden reflektieren und bewerten ihre Handlungsstrategien/Handlungsalternativen anhand eines Beobachtungsprotokolls	
	Sozialkompetenz Die Lernenden äußern sich zu gelungenen und weniger gelungenen Handlungsstrategien/Handlungsalternativen im Team und leiten ihre Konsequenzen daraus ab	
	Kommunikative Kompetenz Die Lernenden äußern sich zu der Methode Forumtheater, begründen ihre Meinung und geben sich gegenseitig ein Feedback	
	Methodenkompetenz Wird schwerpunktmäßig an dieser Stelle nicht gefördert	
	Fachkompetenz Die Lernenden sind in der Lage, in ähnlichen Situationen zu handeln	

Tab. 6.18 (Fortsetzung)

Aspekte \ Stunden	8. Theorieblock - 12. Stunde
Schritte der Handlungsstruktur	**Bewerten (Skills-Lab)** **OTA**
Inhalts-Cluster	• Qualitative Bewertung der Handlungsstrategien/Handlungsalternativen • Austausch und Reflexion der gewählten Methode (z.B. Forumtheater)
Didaktische Ansätze	Handlungsorientiert
Mögliche Methoden	Forumtheater
Sozialformen	Je nach Methode
Medien/ Materialien	Benötigte Medien und Materialien ergeben sich aus Ihrer gewählten Methode.

Tab. 6.19 Planungsraster der Lernsituation „Als ATA und OTA Strategien im Umgang mit Herausforderungen im Arbeitsalltag entwickeln, umsetzen und reflektieren" im 8. Theorieblock, 2. Ausbildungsdrittel, 13.–15. Stunde (formal angelehnt an Kuckeland, gefüllt mit eigenen Inhalten aus der Masterthesis)

Stunden / Aspekte	8. Theorieblock - 13.-15. Stunde
Schritte der Handlungsstruktur	**Einschätzen und Entscheiden**
Verantwortliche (Lehrende)	Anika Düpjohann und Ellen Rewer
Arten von Unterricht	Theoretischer Unterricht
Ausrichtungen der Lehr-Lern-Arrangements	Erlebnisorientiert
Themen/Mottos	Zeitdruck im Arbeitsalltag — gibt es innerhalb der erarbeiteten Handlungsstrategien/Handlungsalternativen Gemeinsamkeiten und Unterschiede bei ATA und OTA
Ausbildungsziele	Fach- und situationsgerechtes Assistieren bei anästhesiologischen Maßnahmen und Verfahren und operativen Eingriffen in anästhesiologischen und operativen Funktionsbereichen und weiteren Versorgungsbereichen
	Geplantes und strukturiertes Vorbereiten, Durchführen und Nachbereiten von berufsfeldspezifischen Maßnahmen der medizinischen Diagnostik und Therapie
	Durchführen von bedarfsgerechten Maßnahmen und Verfahren zur Betreuung der Patientinnen und Patienten während ihres Aufenthaltes im **anästhesiologischen** bzw. **operativen** Versorgungsbereich unter Berücksichtigung ihres jeweiligen physischen und psychischen Gesundheitszustandes
	Überwachen des gesundheitlichen Zustandes der Patientinnen und Patienten und seines Verlaufs während des Aufenthaltes in den jeweiligen Versorgungsbereichen und Aufwacheinheiten außerhalb von Intensivtherapiestationen
	Überwachen des gesundheitlichen Zustandes der Patientinnen und Patienten und seines Verlaufs während des Aufenthaltes in den jeweiligen Versorgungsbereichen
Zielsetzungen innerhalb der Kompetenzschwerpunkte	Die Lernenden präsentieren ihre Ergebnisse, bekommen ein Verständnis für das andere Berufsfeld und übernehmen Mitverantwortung innerhalb gemeinsamer Arbeitsprozesse
	3c
Zu fördernde Teilkompetenzen	Selbstkompetenz

Tab. 6.19   (Fortsetzung)

Aspekte \ Stunden	8. Theorieblock - 13.-15. Stunde
Schritte der Handlungsstruktur	**Einschätzen und Entscheiden**
	Die Lernenden stellen ihren jeweiligen Erkenntnisgewinn dar
	Sozialkompetenz Die Lernenden bewerten ihre Erkenntnisse
	Kommunikative Kompetenz Die Lernenden berichten von ihren Erkenntnissen im Plenum
	Methodenkompetenz Die Lernenden strukturieren ihre Erkenntnisse
	Fachkompetenz Wird schwerpunktmäßig an dieser Stelle nicht gefördert
Inhalts-Cluster	Zeitdruck —welchen Erkenntnisgewinn habe ich gemacht?
	Zeitdruck —welche Gemeinsamkeiten und Unterschiede erkenne ich?
Didaktische Ansätze	Motivations- und problemorientiert (z.B. nach Roth)
Mögliche Methoden	Gruppenpuzzle
Sozialformen	Je nach Methode
Medien/ Materialien	Benötigte Medien und Materialien ergeben sich aus Ihrer gewählten Methode.

Tab. 6.20 Planungsraster der Lernsituation „Als ATA und OTA Strategien im Umgang mit Herausforderungen im Arbeitsalltag entwickeln, umsetzen und reflektieren" im 8. Theorieblock, 2. Ausbildungsdrittel, 16.–18. Stunde (formal angelehnt an Kuckeland, gefüllt mit eigenen Inhalten aus der Masterthesis)

Stunden / Aspekte	8. Theorieblock - 16.-18. Stunde						
Schritte der Handlungsstruktur	**Bewerten**						
Verantwortliche (Lehrende)	Anika Düpjohann und Ellen Rewer						
Arten von Unterricht	Theoretischer Unterricht						
Ausrichtungen der Lehr-Lern-Arrangements	Ergebnisorientiert						
Themen/Mottos	Austausch und Reflexion der Lernsituation						
Ausbildungsziele	Fach- und situationsgerechtes Assistieren bei anästhesiologischen Maßnahmen und Verfahren und operativen Eingriffen in anästhesiologischen und operativen Funktionsbereichen und weiteren Versorgungsbereichen						
	Geplantes und strukturiertes Vorbereiten, Durchführen und Nachbereiten von berufsfeldspezifischen Maßnahmen der medizinischen Diagnostik und Therapie						
	Durchführen von bedarfsgerechten Maßnahmen und Verfahren zur Betreuung der Patientinnen und Patienten während ihres Aufenthaltes im **anästhesiologischen** bzw. **operativen** Versorgungsbereich unter Berücksichtigung ihres jeweiligen physischen und psychischen Gesundheitszustandes						
	Überwachen des gesundheitlichen Zustandes der Patientinnen und Patienten und seines Verlaufs während des Aufenthaltes in den jeweiligen Versorgungsbereichen und Aufwacheinheiten außerhalb von Intensivtherapiestationen						
	Mit beruflichen Anforderungen im **anästhesiologischen** bzw. **operativen** Versorgungsbereich unter Berücksichtigung des eigenen jeweiligen physischen und psychischen Gesundheitszustandes umgehen						
Zielsetzungen innerhalb der Kompetenzschwerpunkte	Die Lernenden benennen aus ihrer jeweiligen berufsfachlichen Sichtweise beispielhafte Tätigkeiten, die innerhalb dieser Lernsituation gefördert wurden						
	3c	4d	6b	1c	1f	1b	1e
Zu fördernde Teilkompetenzen	**Selbstkompetenz** Die Lernenden reflektieren die Lernsituation						

Tab. 6.20   (Fortsetzung)

Aspekte \\ Stunden	8. Theorieblock - 16.-18. Stunde
Schritte der Handlungsstruktur	**Bewerten**
	Sozialkompetenz Die Lernenden äußern sich kritisch konstruktiv zur Lernsituation
	Kommunikative Kompetenz Die Lernenden berichten im Plenum von beispielhaften Tätigkeiten
	Methodenkompetenz • Die Lernenden analysieren die jeweiligen Kompetenzen • Die Lernenden systematisieren beispielhafte Tätigkeiten
	Fachkompetenz Die Lernenden setzen sich mit den Unterrichtsinhalten der kompletten Lernsituation auseinander
Inhalts-Cluster	Quintessenz der Lernsituation mithilfe des ALACT-Modells
	Kompetenzschwerpunkte analysieren
Didaktische Ansätze	Persönlichkeitsentwickelnder Ansatz (z.B. nach Tausch und Tausch)
Mögliche Methoden	• Kofferpacken • Na, wie war`s Methode
Sozialformen	Je nach Methode
Medien/ Materialien	Benötigte Medien und Materialien ergeben sich aus Ihrer gewählten Methode.

6.4.3   Weitere beispielhaften Lernsituationen

Nachdem wir Ihnen nun eine Lernsituation ausführlich dargestellt haben, die gemeinsam startet, eine Trennung vorsieht und gemeinsam endet, möchten wir Ihnen nun fachspezifische Lernsituationen für ATA und OTA abbilden. Verorten könnte man diese im achten Theorieblock des zweiten Ausbildungsdrittels. Auf die Darstellung der 360° Analyse verzichten wir. Lediglich sollen Sie einen Eindruck davon bekommen, wie eine getrennte Lernsituation aufgebaut werden könnte.

6.4.3.1 Beispielhafte Lernsituation ATA

In dieser Lernsituation beziehen wir uns auf die lebensbedrohlichen Zwischenfälle während der Anästhesie, die von ATA als herausfordernd erlebt werden (Tab. 3.15). Das Ziel ist es, dass die Auszubildenden am Ende der Lernsituation Handlungsmöglichkeiten sowie Handlungsalternativen verschiedener Narkosezwischenfälle erarbeitet haben und diese in der Praxis anwenden können.

Die folgende Lernsituation könnte im achten Theorieblock des zweiten Ausbildungsdrittels verortet werden (Tab. 6.21).

1.–2. Stunde der Lernsituation ATA

Durch das ausgewählte Stundenmotto der 1.– 2. Stunde (Tab. 6.22) *Handeln in Notfall-situationen – welche Narkosezwischenfälle habe ich erlebt und welche Emotionen habe ich bei mir wahrgenommen?* wird an dieser Stelle direkt an die Lebenswelt von ATA angeknüpft. Durch den Austausch und die Reflexion der erlebten Narkosezwischenfälle und der damit einhergehenden erlebten Emotionen werden die Erlebnisse bewusst gemacht. Auf Grundlage dieser Reflexion der Erfahrungen können im weiteren Verlauf der Lernsituation Handlungsalternativen entwickelt werden.

3.–6. Stunde der Lernsituation ATA

Mithilfe des Stundenmottos *Herausforderungen bei Narkosezwischenfällen- wie bin ich damit umgegangen?* sollen die Auszubildenden ihre durchgeführten Handlungen bei Narkosezwischenfällen darstellen. Die Auszubildenden werden wahrscheinlich von gelungenen und weniger gelungenen erlebten Handlungsstrategien berichten. Im Verlaufe der Stunde sollen die Auszubildenden das eigene Verhalten im Umgang mit der erlebten Herausforderung reflektieren. (Tab. 6.23). Als Lehrkraft ist es an dieser Stelle wichtig, die gemachten Handlungen nicht zu negativieren. Vielmehr sollen Sie den Auszubildenden die Möglichkeit geben, gemachte Handlungen zu diskutieren und diese gemeinsam als gelungen oder nicht gelungen darzustellen. So werden Auszubildenden gemachte Handlungen bewusst und es kann zu einem Umdenken kommen.

7.–8. Stunde der Lernsituation ATA

Das Stundenmotto lautet: *Die Herausforderung Narkosezwischenfälle – welche Ursachen liegen Narkosezwischenfällen zugrunde?* In dieser Stunde (Tab. 6.24) soll es darum gehen, die Ursachen für Narkosezwischenfälle zu erfassen und klar benennen zu können. Gleichzeitig können die Auszubildenden die zuvor gelungenen und nicht gelungenen Handlungsstrategien mit den unterschiedlichen Narkosezwischenfällen in Verbindung bringen. Somit sind die Auszubildenden in der nachfolgenden Stunde in der Lage Gefahrenlagen zu erkennen und bei Zwischenfällen zielgerichtet und schnell handeln zu können.

9.–12. Stunde der Lernsituation ATA

Nachdem die Auszubildenden in der 3.–6. Stunde (Tab. 6.23) gelungene und nicht gelungene Handlungsstrategien analysiert haben und sie im Anschluss die Ursachen für Narkosezwischenfälle erarbeitet haben, lautet in dieser Stunde (Tab. 6.25) das Stundenmotto: *Herausforderungen im Kontext von Narkosezwischenfällen -welche professionellen Handlungsstrategien kann ich bei welchem Narkosezwischenfall einsetzen?* An dieser Stelle ist es das Ziel, dass die Auszubildenden Narkosezwischenfälle und die zugrunde liegenden Ursachen durch ihr erworbenes Wissen erkennen. Die zuvor analysierten Handlungen sollen daraufhin bewertet und alternative Handlungsverfahren entwickelt werden.

Tab. 6.21 Verortung der Lernsituation „Als ATA Strategien im Umgang mit Narkosezwischenfällen entwickeln, umsetzen und reflektieren" im 8. Theorieblock 2. Ausbildungsdrittel (formal angelehnt an Kuckeland, gefüllt mit eigenen Inhalten)

Titel der Lernsituation:	Vorgesehene Stunden	Curriculare Verortung											
Als ATA Strategien im Umgang mit Narkosezwischenfällen entwickeln, umsetzen und reflektieren	16	1. Ausbildungsdrittel				1. Ausbildungsdrittel				1. Ausbildungsdrittel			
		1. TB	2. TB	3. TB	4. TB	5. TB	6. TB	7. TB	8. TB	9. TB	10. TB	11. TB	12. TB
									x				

Tab. 6.22 Planungsraster der Lernsituation „Als ATA Strategien im Umgang mit lebensbedrohlichen Narkose-zwischenfällen entwickeln, umsetzen und reflektieren" im 8. Theorieblock, 2. Ausbildungsdrittel, 1.–2. Stunde (formal angelehnt an Kuckeland, gefüllt mit eigenen Inhalten)

Stunden / Aspekte	8. Theorieblock - 1.- 2. Stunde
Schritte der Handlungsstruktur	**Rückblick auf die Handlung**
Verantwortliche (Lehrende)	**Anika Düpjohann**
Arten von Unterricht	Theoretischer Unterricht
Ausrichtungen der Lehr-Lern-Arrangements	Erlebnisorientiert
Themen/Mottos	Handeln in Notfallsituationen —welche Narkosezwischenfälle habe ich erlebt und welche Emotionen habe ich bei mir wahrgenommen?
Ausbildungsziele	Analyse, Evaluation, Sicherung und Weiterentwicklung der Qualität des eigenen beruflichen Handelns
Zielsetzungen innerhalb der Kompetenzschwerpunkte	Die Lernenden setzen sich mit lebensbedrohlichen Zwischenfällen während der Anästhesie auseinander.
	4d
Zu fördernde Teilkompetenzen	**Selbstkompetenz** • Die Lernenden reflektieren erlebte herausfordernde Situationen im Rahmen von Narkosezwischenfällen • Die Lernenden reflektieren eigene Emotionen im Erleben von herausfordernden Situationen im Rahmen im Rahmen von Narkosezwischenfällen **Methodenkompetenz** • Die Lernenden systematisieren die erlebten herausfordernden Situationen und Emotionen im Rahmen von Narkosezwischenfällen
Inhalts-Cluster	Erleben von Narkosezwischenfällen
Didaktische Ansätze	Erfahrungsorientierter Ansatz
Mögliche Methoden	• Bearbeitung in Kleingruppen, z. B. Na, wie war's? • Clustern
Sozialformen	Je nach Methode
Medien/ Materialien	Benötigte Medien und Materialien ergeben sich aus der gewählten Methode.

Tab. 6.23 Planungsraster der Lernsituation „Als ATA Strategien im Umgang mit Narkosezwischenfällen entwickeln, umsetzen und reflektieren" im 8. Theorieblock, 2. Ausbildungsdrittel, 3.–6. Stunde (formal angelehnt an Kuckeland, gefüllt mit eigenen Inhalten)

Stunden / Aspekte	8. Theorieblock - 3. – 6. Stunde
Schritte der Handlungsstruktur	**Bewusstmachen wesentlicher Aspekte**
Verantwortliche (Lehrende)	**Anika Düpjohann**
Arten von Unterricht	Theoretischer Unterricht
Ausrichtungen der Lehr-Lern-Arrangements	Fragen- oder problemorientiert
Themen/Mottos	Herausforderungen bei Narkosezwischenfällen - wie bin ich damit umgegangen?
Ausbildungsziele	Analyse, Evaluation, Sicherung und Weiterentwicklung der Qualität des eigenen beruflichen Handelns
Zielsetzungen innerhalb der Kompetenzschwerpunkte	Die Lernenden bewerten den Umgang mit Herausforderungen im Kontext von Narkosezwischenfällen
	4d / 5e / 7a / 7b
Zu fördernde Teilkompetenzen	**Selbstkompetenz** Die Lernenden reflektieren eigene Handlungsstrategien im Kontext von Narkosezwischenfällen
	Methodenkompetenz Die Lernenden systematisieren gelungene und nicht gelungene Handlungsstrategien
	Fachkompetenz Die Lernenden bewerten Handlungsstrategien im Kontext von Narkosezwischenfällen
Inhalts-Cluster	Mögliche gelungene Handlungsstrategien und nicht gelungene Handlungsstrategien im Umgang mit Narkosezwischenfällen
Didaktische Ansätze	Erfahrungsorientierter Ansatz
Mögliche Methoden	• Szenisches Spiel (eine gelungene und eine nicht gelungene Handlungsstrategie nachspielen) • Zuordnung (Einordnung der Ergebnisse des szenischen Spiels)
Sozialformen	Je nach Methode
Schritte der Handlungsstruktur	**Bewusstmachen wesentlicher Aspekte**
Medien/ Materialien	Benötigte Medien und Materialien ergeben sich aus der gewählten Methode.

Tab. 6.24 Planungsraster der Lernsituation „Als ATA Strategien im Umgang mit Narkosezwischenfällen entwickeln, umsetzen und reflektieren" im 8. Theorieblock, 2. Ausbildungsdrittel, 7.–8. Stunde (formal angelehnt an Kuckeland, gefüllt mit eigenen Inhalten)

Stunden Aspekte	8. Theorieblock - 7. – 8. Stunde
Schritte der Handlungsstruktur	**Bewusstmachen wesentlicher Aspekte**
Verantwortliche (Lehrende)	**Anika Düpjohann**
Arten von Unterricht	Theoretischer Unterricht
Ausrichtungen der Lehr-Lern-Arrangements	Fragen- oder problemorientiert
Themen/Mottos	Die Herausforderung Narkosezwischenfälle - welche Ursachen liegen Narkosezwischenfällen zugrunde?
Ausbildungsziele	Überwachen des gesundheitlichen Zustandes der Patientinnen und Patienten und seines Verlaufs während des Aufenthaltes in den jeweiligen Versorgungsbereichen und Aufwacheinheiten außerhalb von Intensivtherapiestationen
Zielsetzungen innerhalb der Kompetenzschwerpunkte	Die Lernenden analysieren die Ursachen von Narkosezwischenfällen
	7a / 7b
Zu fördernde Teilkompetenzen	**Methodenkompetenz** Die Lernenden analysieren Ursachen und erkennen prophylaktische Maßnahmen für herausfordernde Situationen im Kontext von Narkosezwischenfällen
Inhalts-Cluster	Mögliche Narkosezwischenfälle • Vorerkrankungen • Laryngospasmus • Bronchospasmus • Pulmonale Aspiration • Maligne Hyperthermie • Anaphylaxie
Didaktische Ansätze	Kognitionsorientierter Ansatz
Mögliche Methoden	Fischgräte
Sozialformen	Je nach Methode
Medien/ Materialien	Benötigte Medien und Materialien ergeben sich aus der gewählten Methode.

Tab. 6.25 Planungsraster der Lernsituation „Als ATA Strategien im Umgang mit Narkosezwischenfällen entwickeln, umsetzen und reflektieren" im 8. Theorieblock, 2. Ausbildungsdrittel, 9.–12. Stunde (formal angelehnt an Kuckeland, gefüllt mit eigenen Inhalten)

Stunden / Aspekte	8. Theorieblock - 9. - 12. Stunde
Schritte der Handlungsstruktur	**Finden alternativer Handlungsverfahren**
Verantwortliche (Lehrende)	**Anika Düpjohann**
Arten von Unterricht	Theoretischer Unterricht
Ausrichtungen der Lehr-Lern-Arrangements	Situations- oder fallorientiert
Themen/Mottos	Herausforderungen im Kontext von Narkosezwischenfällen - welche professionellen Handlungsstrategien kann ich bei welchem Narkosezwischenfall einsetzen?
Ausbildungsziele	Einleiten lebenserhaltender Sofortmaßnahmen bis zum Eintreffen der Ärztin oder des Arztes
Zielsetzungen innerhalb der Kompetenzschwerpunkte	Die Lernenden erarbeiten professionelle Handlungsstrategien im Umgang mit unterschiedlichen Narkosezwischenfällen
	7a / 7b / 7c
Zu fördernde Teilkompetenzen	**Selbstkompetenz** Die Lernenden erarbeiten professionelle Handlungsstrategien für unterschiedliche Narkosezwischenfälle **Methodenkompetenz** Die Lernenden systematisieren nach Art der Zwischenfälle professionelle Handlungsstrategien im Umgang mit Narkosezwischenfällen
Inhalts-Cluster	Professionelle Handlungsstrategien zum Umgang mit unterschiedlichen Narkosezwischenfällen erarbeiten
Didaktische Ansätze	Problemorientierter Ansatz
Mögliche Methoden	• z. B. Textarbeit mit Analyse und Erstellung einer Handlungskette • Strukturlegeplan
Sozialformen	Je nach Methode
Medien/ Materialien	Benötigte Medien und Materialien ergeben sich aus der gewählten Methode.

13.–16. Stunde der Lernsituation ATA

Die zuvor erarbeiteten Handlungsstrategien werden in den letzten Stunden der Lernsituation mit dem Motto *Herausforderungen im Kontext von Narkosezwischenfällen-welche professionellen Handlungsstrategien kann ich bei welchem Narkosezwischenfall einsetzen?* im fachpraktischen Unterricht eingesetzt und ausprobiert (Tab. 6.26). Dieses kann im umgestalteten Klassenraum, im Skillslab oder aber im leeren OP-Saal stattfinden. Gestalten Sie hierfür zum Beispiel kleine Fallausschnitte mit unterschiedlichen Narkosezwischenfällen und lassen Sie diese nachspielen. Entscheidend ist die glaubwürdige Kulisse, für die Sie als Lehrkraft zuständig sind.

Am Anschluss an die Lernsituation ist es möglich, diese mit einer Lern- und Arbeitsaufgabe abzuschließen. Sollten Sie sich hierfür entscheiden, ist es notwendig, den Auszubildenden diese im Unterrichtsgeschehen vorzustellen. In der praktischen Ausbildung können Sie auch als Praxisanleitung zu dieser Thematik eine Arbeits- und Lernaufgabe gestalten. Somit können Sie direkt eine Verbindung zu den theoretischen Inhalten herstellen.

6.4.3.2 Beispielhafte Lernsituation OTA

Diese Lernsituation könnte parallel zu der ATA-Lernsituation verlaufen. Die folgende Lernsituation ist ebenfalls im achten Theorieblock des zweiten Ausbildungsdrittels verortet (Tab. 6.27).

1.–2. Stunde der Lernsituation OTA

Das Vorgehen bei den OTA gestaltet sich ähnlich wie bei den ATA. Durch das ausgewählte Stundenmotto *Alarmauslösung zur Notsectio – welchen Informationsfluss habe ich erlebt und welche Emotionen habe ich bei mir wahrgenommen?* wird auch an dieser Stelle direkt an die Lebenswelt von OTA angeknüpft (Tab. 6.28). Durch den Austausch und die Reflexion der Erlebnisse und der damit einhergehenden Darstellung erlebter Emotionen im Kontext der Notsectio, können im weiteren Verlauf der Lernsituation Handlungsmöglichkeiten und Handlungsalternativen entwickelt werden.

3.–6. Stunde der Lernsituation OTA

In der 3.–6. Stunde dieser Lernsituation wird das eigene Verhalten im Umgang mit der erlebten Herausforderung reflektiert. Mit dem Stundenmotto *Herausforderungen im Rahmen der Notsectio -wie bin ich damit umgegangen?* werden erlebte gelungene und weniger gelungene Handlungsstrategien bei einer Notsectio von den Auszubildenden dargestellt und anschließend bewertet. (Tab. 6.29).

7.–8. Stunde der Lernsituation OTA

Erfahrungsgemäß kann es in Notfallsituationen – vor allem bei einer Notsectio, wo das Leben von Mutter und Kind in Gefahr sind – zu herausforderndem Verhalten und Handlungsmuster der beteiligten Akteure kommen. Diesem soll in der 7.–8. Stunde mit dem Motto *Mögliche Herausforderungen im Rahmen der Notsectio – welche Ursachen liegen zugrunde?* auf den Grund gegangen werden. Es werden die Ursachen für die besondere Herausforderung der Notsectio analysiert. Ziel ist es, dass die Auszubildenden die Herausforderungen im Kontext der Notsectio erkennen und bewerten können (Tab. 6.30).

9.–12. Stunde der Lernsituation OTA

Nachdem die Auszubildenden gelungene und nicht gelungene Handlungsstrategien analysiert sowie die Ursachen für die Herausforderungen im Kontext der Notsectio erarbeitet haben, lautet das Stundenmotto für diese Stunde *Herausforderungen im Rahmen der Notsectio-welche professionellen Handlungsstrategien kann ich innerhalb und außerhalb des Zentral-OP einsetzen?*

Ziel der Stunde ist es, dass die Auszubildenden auf Grundlage der erarbeiteten Ursachen die erlebten gelungenen und nicht gelungenen Handlungsstrategien bewerten und daraufhin alternative Handlungsmöglichkeiten entwickeln (Tab. 6.31).

13.–16. Stunde der Lernsituation OTA

In der letzten Stunde der Lernsituation werden die zuvor erarbeiteten Handlungsstrategien im fachpraktischen Unterricht, zum Beispiel im Rahmen von Skillslab, ausprobiert, bewertet und eventuell weiter angepasst. Dieses geschieht unter dem Motto *Herausforderungen im Kontext Notsectio-welche professionellen Handlungsstrategien kann ich einsetzen?* (Tab. 6.32).

Tab. 6.26 Planungsraster der Lernsituation „Als ATA Strategien im Umgang mit Narkosezwischenfällen, umsetzen und reflektieren" im 8. Theorieblock, 2. Ausbildungsdrittel, 13.–16. Stunde (formal angelehnt an Kuckeland, gefüllt mit eigenen Inhalten)

Stunden / Aspekte	8. Theorieblock - 13. - 16. Stunde
Schritte der Handlungsstruktur	**Ausprobieren**
Verantwortliche (Lehrende)	**Anika Düpjohann**
Arten von Unterricht	Fachpraktischer Unterricht
Ausrichtungen der Lehr-Lern-Arrangements	Situations- oder fallorientiert
Themen/Mottos	Herausforderungen im Kontext von Narkosezwischenfällen - welche professionellen Handlungsstrategien kann ich bei welchem Narkosezwischenfall einsetzen?
Ausbildungsziele	Einleiten lebenserhaltender Sofortmaßnahmen bis zum Eintreffen der Ärztin oder des Arztes
Zielsetzungen innerhalb der Kompetenzschwerpunkte	Die Lernenden erproben professionelle Handlungsstrategien im Umgang mit unterschiedlichen Narkosezwischenfällen
	7a / 7b / 7c
Zu fördernde Teilkompetenzen	**Fachkompetenz** Die Lernenden setzen professionelle Handlungsstrategien im Umgang mit Narkosezwischenfällen um
Inhalts-Cluster	Professionelle Handlungsstrategien zum Umgang mit unterschiedlichen Narkosezwischenfällen umsetzen
Didaktische Ansätze	Problemorientierter Ansatz
Mögliche Methoden	Rollenspiel
Sozialformen	Je nach Methode
Medien/ Materialien	Benötigte Medien und Materialien ergeben sich aus der gewählten Methode.

Tab. 6.27 Verortung der Lernsituation „Als OTA Strategien im Umgang mit Herausforderungen während einer Notsectio" entwickeln, umsetzen und reflektieren" im 8. Theorieblock 2. Ausbildungsdrittel (formal angelehnt an Kuckeland, gefüllt mit eigenen Inhalten)

Titel der Lernsituation:	Vorgesehene Stunden	Curriculare Verortung											
„Als OTA Strategien im Umgang mit Herausforderungen während einer Notsectio"	16	1. Ausbildungsdrittel				1. Ausbildungsdrittel				1. Ausbildungsdrittel			
		1. TB	2. TB	3. TB	4. TB	5. TB	6. TB	7. TB	8. TB	9. TB	10. TB	11. TB	12. TB
									x				

Tab. 6.28 Planungsraster der Lernsituation „Als OTA Strategien im Umgang mit Herausforderungen während einer Notsectio" entwickeln, umsetzen und reflektieren" im 8. Theorieblock, 2. Ausbildungsdrittel, 1.–2. Stunde (formal angelehnt an Kuckeland, gefüllt mit eigenen Inhalten)

Stunden / Aspekte	8. Theorieblock - 1. – 2. Stunde
Schritte der Handlungsstruktur	**Rückblick auf die Handlung**
Verantwortliche (Lehrende)	**Ellen Rewer**
Arten von Unterricht	Theoretischer Unterricht
Ausrichtungen der Lehr-Lern-Arrangements	Erlebnisorientiert
Themen/Mottos	Alarmauslösung zur Notsectio – was habe ich erlebt und welche Emotionen habe ich bei mir wahrgenommen?
Ausbildungsziele	Analyse, Evaluation, Sicherung und Weiterentwicklung der Qualität des eigenen beruflichen Handelns
Zielsetzungen innerhalb der Kompetenzschwerpunkte	Die Lernenden setzen sich mit herausfordernden Situationen im Kontext Notsectio auseinander
	4d
Zu fördernde Teilkompetenzen	**Selbstkompetenz** Die Lernenden reflektieren eigene Emotionen im Erleben von herausfordernden Situationen im Rahmen der Notsectio **Methodenkompetenz** Die Lernenden systematisieren die herausfordernden Situationen im der Notsectio
Inhalts-Cluster	Herausfordernde Situationen im Kontext Notsectio innerhalb oder außerhalb des Zentral-OP
Didaktische Ansätze	Erfahrungsorientierter Ansatz
Mögliche Methoden	• Bearbeitung in Kleingruppen, z. B. Na, wie war's? • Clustern
Sozialformen	Je nach Methode
Medien/ Materialien	Benötigte Medien und Materialien ergeben sich aus der gewählten Methode.

Tab. 6.29 Planungsraster der Lernsituation „Als OTA Strategien im Umgang mit Herausforderungen während einer Notsectio" entwickeln, umsetzen und reflektieren" im 8. Theorieblock, 2. Ausbildungsdrittel, 3.–6. Stunde (formal angelehnt an Kuckeland, gefüllt mit eigenen Inhalten)

Stunden / Aspekte	8. Theorieblock - 3. – 6. Stunde
Schritte der Handlungsstruktur	**Bewusstmachen wesentlicher Aspekte**
Verantwortliche (Lehrende)	**Ellen Rewer**
Arten von Unterricht	Theoretischer Unterricht
Ausrichtungen der Lehr-Lern-Arrangements	Erlebnisorientiert
Themen/Mottos	Herausforderungen im Rahmen der Notsectio-wie bin ich damit umgegangen?
Ausbildungsziele	Analyse, Evaluation, Sicherung und Weiterentwicklung der Qualität des eigenen beruflichen Handelns
Zielsetzungen innerhalb der Kompetenzschwerpunkte	Die Lernenden bewerten ihren Umgang mit Herausforderungen im Rahmen der Notsectio
	4d/ 5e / 7b
Zu fördernde Teilkompetenzen	**Selbstkompetenz** Die Lernenden reflektieren eigene Handlungsstrategien im Rahmen der Notsectio
	Methodenkompetenz Die Lernenden systematisieren Handlungsstrategien im Rahmen der Notsectio
	Fachkompetenz Die Lernenden bewerten Handlungsstrategien im Rahmen der Notsectio
Inhalts-Cluster	Mögliche gelungene und nicht gelungene Handlungsstrategien im Rahmen der Notsectio
Didaktische Ansätze	Erfahrungsorientierter Ansatz
Mögliche Methoden	• Szenisches Spiel (eine gelungene und eine nicht gelungene Handlungsstrategie nachspielen) • Zuordnung (Einordnung der Ergebnisse des szenischen Spiels)
Sozialformen	Je nach Methode
Medien/ Materialien	Benötigte Medien und Materialien ergeben sich aus der gewählten Methode.

Tab. 6.30 Planungsraster der Lernsituation „Als OTA Strategien im Umgang mit Herausforderungen während einer Notsectio" entwickeln, umsetzen und reflektieren" im 8. Theorieblock, 2. Ausbildungsdrittel, 7.–8. Stunde (formal angelehnt an Kuckeland, gefüllt mit eigenen Inhalten)

Stunden Aspekte	8. Theorieblock - 7. – 8. Stunde
Schritte der Handlungsstruktur	**Bewusstmachen wesentlicher Aspekte**
Verantwortliche (Lehrende)	**Ellen Rewer**
Arten von Unterricht	Theoretischer Unterricht
Ausrichtungen der Lehr-Lern-Arrangements	Fragen- oder problemorientiert
Themen/Mottos	Mögliche Herausforderungen im Rahmen der Notsectio - welche Ursachen liegen zugrunde?
Ausbildungsziele	Vorbereiten und Koordinieren der zur Durchführung operativer Eingriffe erforderlichen Arbeitsabläufe und deren Nachbereitung
Zielsetzungen innerhalb der Kompetenzschwerpunkte	Die Lernenden analysieren die Ursachen von Herausforderungen im Rahmen der Notsectio
	4d / 7b
Zu fördernde Teilkompetenzen	**Methodenkompetenz** Die Lernenden analysieren Ursachen für Herausforderungen im Rahmen der Notsectio
Inhalts-Cluster	Mögliche Ursachen für herausfordernde Situationen im Rahmen der Notsectio
Didaktische Ansätze	Kognitionsorientierter Ansatz
Mögliche Methoden	Fischgräte
Sozialformen	Je nach Methode
Medien/ Materialien	Benötigte Medien und Materialien ergeben sich aus der gewählten Methode.

Tab. 6.31 Planungsraster der Lernsituation „Als OTA Strategien im Umgang mit Herausforderungen während einer Notsectio" entwickeln, umsetzen und reflektieren" im 8. Theorieblock, 2. Ausbildungsdrittel, 9.–12. Stunde (formal angelehnt an Kuckeland, gefüllt mit eigenen Inhalten)

Stunden / Aspekte	8. Theorieblock - 9. – 12. Stunde
Schritte der Handlungsstruktur	**Finden alternativer Handlungsverfahren**
Verantwortliche (Lehrende)	**Ellen Rewer**
Arten von Unterricht	Theoretischer Unterricht
Ausrichtungen der Lehr-Lern-Arrangements	Situations- oder fallorientiert
Themen/Mottos	Herausforderungen im Rahmen der Notsectio-welche professionellen Handlungsstrategien kann ich innerhalb und außerhalb des Zentral-OP einsetzen?
Ausbildungsziele	Durchführen von bedarfsgerechten Maßnahmen und Verfahren zur Betreuung der Patientinnen und Patienten während ihres Aufenthaltes im operativen Versorgungsbereich unter Berücksichtigung ihres jeweiligen physischen und psychischen Gesundheitszustandes
	Vorbereiten und Koordinieren der zur Durchführung operativer Eingriffe erforderlichen Arbeitsabläufe und deren Nachbereitung
Zielsetzungen innerhalb der Kompetenzschwerpunkte	Die Lernenden erarbeiten professionelle Handlungsstrategien im Umgang mit Herausforderungen im Rahmen der Notsectio
	7b
Zu fördernde Teilkompetenzen	**Methodenkompetenz** Die Lernenden systematisieren professionelle Handlungsstrategien im Rahmen der Notsectio
	Fachkompetenz Die Lernenden erarbeiten professionelle Handlungsstrategien Rahmen der Notsectio
Inhalts-Cluster	Professionelle Handlungsstrategien im Rahmen der Notsectio innerhalb und außerhalb des Zentral-OP erarbeiten
Didaktische Ansätze	Kognitionsorientierter Ansatz
Mögliche Methoden	z. B. Textarbeit mit Analyse und Erstellung einer Handlungskette
Sozialformen	Je nach Methode
Schritte der Handlungsstruktur	**Finden alternativer Handlungsverfahren**
Medien/ Materialien	Benötigte Medien und Materialien ergeben sich aus der gewählten Methode.

Tab. 6.32 Planungsraster der Lernsituation „Als OTA Strategien im Umgang mit Herausforderungen während einer Notsectio" entwickeln, umsetzen und reflektieren" im 8. Theorieblock, 2. Ausbildungsdrittel, 13–16. Stunde (formal angelehnt an Kuckeland, gefüllt mit eigenen Inhalten)

Stunden / Aspekte	8. Theorieblock - 13. – 16. Stunde
Schritte der Handlungsstruktur	**Finden alternativer Handlungsverfahren**
Verantwortliche (Lehrende)	**Ellen Rewer**
Arten von Unterricht	Fachpraktischer Unterricht
Ausrichtungen der Lehr-Lern-Arrangements	Situations- oder fallorientiert
Themen/Mottos	Herausforderungen im Rahmen der Notsectio-welche professionellen Handlungsstrategien kann ich einsetzen?
Ausbildungsziele	Durchführen von bedarfsgerechten Maßnahmen und Verfahren zur Betreuung der Patientinnen und Patienten während ihres Aufenthaltes im operativen Versorgungsbereich unter Berücksichtigung ihres jeweiligen physischen und psychischen Gesundheitszustandes
	Vorbereiten und Koordinieren der zur Durchführung operativer Eingriffe erforderlichen Arbeitsabläufe und deren Nachbereitung
Zielsetzungen innerhalb der Kompetenzschwerpunkte	Die Lernenden erproben professionelle Handlungsstrategien im Umgang mit Herausforderungen im Kontext Notsectio
	7b
Zu fördernde Teilkompetenzen	**Fachkompetenz** Die Lernenden setzen professionelle Handlungsstrategien im Rahmen der Notsectio ein
Inhalts-Cluster	Professionelle Handlungsstrategien im Rahmen der Notsectio innerhalb und außerhalb des Zentral-OP umsetzen
Didaktische Ansätze	Problemorientierter Ansatz
Mögliche Methoden	Rollenspiel
Sozialformen	Je nach Methode
Medien/ Materialien	Benötigte Medien und Materialien ergeben sich aus der gewählten Methode.

Fazit

- Auf der Makroebene sind die gesetzlichen Rahmenbedingungen zu berücksichtigen.
- Auf der Mesoebene ist unter Anderem der Bildungsgehalt zu bestimmen.
- Auf der Mikroebene werden die Lernsituationen didaktisch ausgestaltet. Teilkompetenzen sind zu berücksichtigen.
- Zur Ausgestaltung einer Lernsituation ist ein Planungsraster hilfreich.

Literatur

Anästhesietechnische- und Operationstechnische-Assistenten-Gesetz (2019). Zugriff am 18.11.2022. Verfügbar unter http://www.gesetze-im-internet.de/ata-ota-g/BJNR276810019.html

Anästhesietechnische- und Operationstechnische-Assistenten-Ausbildungs- und -Prüfungsverordnung (2020). Zugriff am 18.11.2022. Verfügbar unter https://www.gesetze-im-internet.de/ata-ota-aprv/BJNR229510020.html

Becker, M. & Spöttl, G. (2006). Berufswissenschaftliche Forschung und deren empirische Relevanz für die Curriculumentwicklung. Letzter Zugriff am 17.11.22. Verfügbar unter http://www.bwpat.de/ausgabe11/becker_spoettl_bwpat11.pdf

Benner, P. (2017). Stufen zur Pflegekompetenz (3. Aufl.). Bern: Hogrefe.

Berentzen, J. & Lennartz, S. (2010). Arbeitsplatz Operationsabteilung: Physische Belastungen für OP-Personal – Möglichkeiten der Gesundheitsförderung und Prävention. *OP Journal, 26* (1), 48-53.

Bittner, S. (2017). Haltung bewahren. *Die Schwester Der Pfleger, 57* (1), 56–58.

Bundesministerium für Gesundheit (2016). *OP-Checklisten.* Zugriff am 04.02.2022. Verfügbar unter https://www.bundesgesundheitsministerium.de/service/begriffe-von-a-z/o/op-checklisten.html.

Darmann-Finck, I. (2010). *Interaktion im Pflegeunterricht. Begründungslinien der Interaktionistischen Pflegedidaktik.* Frankfurt am Main: Peter Lang.

Dressler, L. (2021). Freund oder Feind? *Im OP, 11* (2), 72–75.

Drude, C. & Zielke-Nadkarni, A. (2008). Unterrichtsmethoden in der Pflegeausbildung. München: Elsevier

Götz, B., Keller, N. Föhre, B., König, S. & Spies, C. (2016). Strukturierte Patientenübergabe im Aufwachraum. *AINS, 51* (02), 77–78.

Hempel, U. (2010). Angst im Krankenhaus: Das unliebsame Gefühl. *Deutsches Ärzteblatt, 107* (37), A1740–A1742.

Karim, J., Ahmad, A., Merican A. & Ja'afar, M. (2011). Patient perception of the support initiative of perioperative care In: The New Iraqui Journal of Medicine (1), 5–8. Zugriff am 18.11.2022. Verfügbar unter https://www.researchgate.net/publication/286555842_Patient_perception_of_the_support_initiative_of_perioperative_care.

Karsson, A-C., Ekebergh, M., Mauléon, A. & Österberg, S. (2013). An intraoperative caring model – the 'awake' patient's need for a genuine caring encounter. In: Clinical Nursing Studies. 1 (4). Zugriff am 18.11.2022. Verfügbar unter https://www.diva-portal.org/smash/get/diva2:834435/FULLTEXT01.pdf

Kassenärztliche Bundesvereinigung (2018). *Gesundheitsdaten.* Zugriff am 04.02.2022. Verfügbar unter https://gesundheitsdaten.kbv.de/cms/html/17031.php.

Klebl, M. (2015). Didaktische Modelle. In Klebl, M. & Popescu-Willigmann, S. (Hrsg.), *Handbuch Bildungsplanung. Ziele und Inhalte beruflicher Bildung auf unterrichtlicher, organisationaler und politischer Ebene* (S. 195–242). Bielefeld: wbv.

Korthagen, F. (2002). Schulwirklichkeit und Lehrerbildung. Reflexion der Lehrertätigkeit. Hamburg: EB

Kuckeland, H. & Schneider, K. (2016). Schulnahe Curriculumentwicklung in der Pflegeausbildung. *Unterricht Pflege, 21* (3), 2–15.

Kuckeland, H. (2020). Glossar: Begriffe der Curriculumentwicklung. *Unterricht Pflege, 25* (2), 51–59.

Kuckeland, H. (2020). Mikroebene: Konkrete Gestaltung einer generalistischen Lernsituation – Menschen mit herausforderndem Verhalten bei der Körperpflege unterstützen. Unterricht Pflege, 25 (3), 36–53.

Kultusministerkonferenz (2021). *Handreichung für die Erarbeitung von Rahmenlehrplänen der Kultusministerkonferenz für den berufsbezogenen Unterricht in der Berufsschule und ihre Abstimmung mit Ausbildungsordnungen des Bundes für anerkannte Ausbildungsberufe.* Zugriff am 18.11.2022. Verfügbar unter https://www.kmk.org/fileadmin/veroeffentlichungen_beschluesse/2021/2021_06_17-GEP-Handreichung.pdf

Lutz, L. & Popescu-Willigmann, S. (2015). Instrumente und Methoden der Unterrichtsplanung. In Klebl, M. & Popescu-Willigmann, S. (Hrsg.), *Handbuch Bildungsplanung. Ziele und Inhalte beruflicher Bildung auf unterrichtlicher, organisationaler und politischer Ebene* (S. 47–74). Bielefeld: wbv.

Morris, T. (2021). Backward Design for a United States Bachelor of Science in Nursing Curriculum. In Darmann-Finck, I. & Reiber, K. (Hrsg.), *Development, Implementation and evaluation of Curricula in Nursing and Midwifery Education* (S. 93–106). Berlin: Springer.

Poimann, H., Heun, S., Holtel, M., Pilz, K., Pivernetz, K., Rode, S., Stapenhorst, K., Tatzel, C. & Weber, H. (2017). Kommunikation im OP. Zugriff am 03.02.2022. Verfügbar unter: https://www.gqmg.de/media/redaktion/Publikationen/Arbeitshilfen/GQMG_ABK_05._Kommunikation_im_OP_22.08.17.pdf

Quernheim, G. (2018). Qualvolles Warten der Patienten vor der OP: Was Krankenhäuser besser machen könnten. Zugriff am 04.02.2022. Verfügbar unter https://www.uni-wh.de/detailseiten/news/qualvolles-warten-der-patienten-vor-der-op-was-krankenhaeuser-besser-machen-koennten-6755/

Rauner, F. (1999). Entwicklungslogisch strukturierte beruflichen Curricula: Vom Neuling zur reflektierten Meisterschaft. In *Zeitschrift für Berufs- und Wirtschaftspädagogik*, 95 (3), 424–446.

Richter, M. (2018). Keine Angst vor der Angst. *Die Schwester Der Pfleger, 57* (5), 24–28.

Schneider, K. & Schlosser, D. (k. D.). *Kriterien für die Erstellung eines Unterrichtsentwurfes für den Studiengang MA BIG.* Unveröffentlichte Seminarunterlagen

Schneider, K. & Hamar, C. (2020). Meso- und Mikroebene: Allgemeiner Handlungsleitfaden zur Entwicklung von Curricula für die generalistische Pflegeausbildung. *Unterricht Pflege, 25* (2), 18–50.

Schneider, K. & Hamar, C. (2020). Mikroebene: Handlungsleitfaden für die Konstruktion von Lernsituationen mit ihren Lehr-Lern-Arrangements. Unterricht Pflege, 25 (3), 2–35.

Schneider, K. & Hamar, C. (2020c). Makro-, Meso- und Mikroebene: Entwicklung eines generalistischen Curriculums. Unterricht Pflege, 25 (2), 2–3.

Lern- und Arbeitsaufgaben – einfach erstellt

7

Inhaltsverzeichnis

Es gibt unterschiedliche Arten von Lern- und Arbeitsaufgaben:

Erkundungsaufgaben Mit denen Auszubildende einen Handlungsbereich kennenlernen, also auskundschaften können. Diese Art von Lern- und Arbeitsaufgaben eignen sich besonders für Auszubildende im ersten Ausbildungsdrittel.

Beobachtungsaufgaben Mit denen das ermittelte Wissen innerhalb der Erkundungsaufgabe abgeglichen werden kann. Mit dieser Art von Lern- und Arbeitsgabe ist es Ihnen möglich, einen intuitiven Zugang zu schaffen.

Anwendungsaufgaben Mit denen Auszubildende im besten Fall ihr ausgekundschaftetes Wissen anwenden, also in die Praxis umsetzen können. So stellen Sie als Lehrkraft sicher, dass die angebahnten Kompetenzen der Erkundungsaufgabe in der Praxis zur Anwendung kommen.

Reflexionsaufgaben Mit denen Auszubildende ihre eigenen oder aber fremde Tätigkeiten reflektieren können.

Sie haben bestimmt auch schon von Arbeits- und Lernaufgaben gehört. Diese entscheiden sich von Lern- und Arbeitsaufgaben insofern, dass Arbeits- und Lernaufgaben von Praxisanleitern erstellt werden.

Lernen am Arbeitsplatz ist die älteste Form der Aneignung bzw. Erweiterung von beruflicher Handlungskompetenz. Außerdem wird durch Lern- und Arbeitsgaben der Theorie-Praxis-Transfer gefördert, die Auszubildenden können somit direkt eine Verbindung zu den theoretischen Inhalten herstellen.

Als Lehrkraft hingegen erstellen Sie Lern- und Arbeitsaufgaben. Auch hier gilt es für Sie, die Kompetenzsteigerung in den jeweiligen Ausbildungsdritteln zu berücksichtigen. Lern- und Arbeitsaufgaben enthalten eine klare Aufgabenstellung, weshalb es für Sie wichtig ist, ein Ziel im Auge zu haben. Stellen Sie sich in der Gestaltung Ihrer Lernsituation immer wieder die Frage, was Sie erreichen wollen und wie es gegeben falls möglich ist, dieses Ziel in die Praxis umzusetzen. Beachten Sie hierbei auch, in welchem praktischen Einsatz das Ziel zu erreichen ist.

© Der/die Autor(en), exklusiv lizenziert an Springer-Verlag GmbH, DE, ein Teil von Springer Nature 2023

A. Düpjohann und E. Rewer, *Kompetenzorientierter Unterricht in der ATA-OTA-Ausbildung,*

https://doi.org/10.1007/978-3-662-67164-1_7

▶ Auch hier sind für Sie die unterschiedlichen Einsatzgebiete und Tätigkeitsbeschreibungen innerhalb der Kompetenzschwerpunkte zu beachten. Überlegen
Sie also vorab, für wen Sie eine Lern-
und Arbeitsaufgabe erstellen wollen – für
ATA-, OTA-Auszubildende oder beide
Berufsgruppen. Bestimmte Tätigkeiten,
wie das hygienische Arbeiten, können in
einer Lern- und Arbeitsaufgabe für beide
gleichzeitig bedient werden.

Legen Sie zunächst fest, in welchem praktischen Einsatz die Lern- und Arbeitsaufgabe
stattfinden soll. Beginnen Sie Lern- und Arbeitsaufgaben mit einem einführenden Kommentar,
um den Auszubildenen einen intuitiven Zugang
zu ermöglichen. Beachten Sie die Kompetenzschwerpunkte und die zu fördernden Kompetenzen. Geben Sie den Auszubildenden auch die
Möglichkeit, eine Lern- und Arbeitsaufgabe im
Tandem oder als Gruppe zu absolvieren, weshalb Sie auch die Art der Bearbeitung festlegen
sollten. Legen Sie einen Ansprechpartner fest,
damit Auszubildene wissen, an wen sie sich
bei Fragen und Unklarheiten wenden können.
Die Auszubildenden sollen sich mit bereits gemachten Erfahrungen auseinandersetzten und
eine Situation innerhalb der eigenverantwortlichen Durchführung exakt planen. Um dieses zu
erreichen, dient eine Beschreibung der genauen
Vorgehensweise innerhalb der Durchführung.
Eine Selbstreflexion schließt jede Lern- und
Arbeitsaufgabe ab. Zuletzt überlegen Sie sich,
wie und ob die Lern- und Arbeitsaufgabe ausgewertet, bewertet und zu Ihnen gelangen soll.

7.1   Beispielhafte Lern- und Arbeitsaufgabe

**Formale Kriterien der Lern- und Arbeitsauf-
gabe**
Ein Planungsraster von Schneider und Hamar
hat uns geholfen, bedeutsame Aspekte zu be-

rücksichtigen. Wir haben mithilfe dieses
Planungsraster die Lern- und Arbeitsaufgaben
leicht modifiziert. In der folgenden Tab. 7.1
werden die berücksichtigten Aspekte des Planungsrasters für die Lern- und Arbeitsaufgaben
erläutert.

So sind wir vorgegangen
Im Vordergrund stand für uns das Ziel, dass Auszubildende Strategien im Umgang mit Herausforderungen im Arbeitsalltag entwickeln, um-
setzten und reflektieren sollen, weshalb dieses
auch der Titel unserer Lernsituation ist. Zeitlich
verortet haben wir die Lern- und Arbeitsaufgabe
im zweiten Ausbildungsdrittel, da wir davon
ausgehen, dass Auszubildende bis dato bereits
herausfordernde Situationen erlebt haben. Wie
wir in unserer empirischen Forschung feststellen
konnten, stellt der Aufwachraum für ATA die
größte Herausforderung dar. Aus diesem Grund
sollen die ATA-Auszubildenden dort die Patienten begleiten. Da es sich bei OTA um die Begleitung von wachen Patienten handelt, war
ebenso schnell klar, dass wir dieses den Pflicht-
einsätzen zuordnen. Im Anschluss haben wir die
Art der Lern- und Arbeitsaufgabe, Ansprechpartner und die zu fördernden Kompetenzschwerpunkte festgelegt.

7.1.1   Als ATA die Patienten im Aufwachraum überwachen und begleiten

In der nachfolgenden Tabelle Tab. 7.2 wird die
beispielhafte Lernaufgabe „Patienten im Aufwachraum überwachen und begleiten" dargestellt.

7.1.2   Als OTA wache Patienten in der Operationsabteilung begleiten

In der nachfolgenden Tab. 7.3 wird die beispielhafte Lern- und Arbeitsaufgabe „Wache Patienten in der Operationsabteilung begleiten" dargestellt.

Tab. 7.1 Planungsraster Lern- und Arbeitsaufgabe (formal angelehnt an Müller sowie Schneider und Hamar)

Titel der Lern- und Arbeitsaufgabe	Hier fügen Sie einen prägnanten Titel ein, es sollte sofort ersichtlich werden, welches Ziel Sie verfolgen.											
Name:	Name des Auszubildenden				**Kurs:**			Kurs des Auszubildenden				
Verantwortliche Lehrperson	Ihr Name											
Thema der Lern- und Arbeitsaufgabe												
Titel der zugeordneten Lernsituation	An welche Lernsituation schließt sich diese Lern- und Arbeitsaufgabe an?											
Zeitliche Verortung der zugeordneten Lernsituation B = Blockunterricht	I. Ausbildungsdrittel				II. Ausbildungsdrittel				III. Ausbildungsdrittel			
	1. B	2. B	3. B	4. B	5. B	6. B	7. B	8. B	9. B	10. B	11. B	12. B
Zu berücksichtigende Formalien der Lern- und Arbeitsaufgabe												
Zugeordneter praktischer Einsatz	Möglich sind Orientierungseinsatz, Allgemeiner Pflichteinsatz, Wahlpflichteinsatz oder Pflichteinsatz in Funktions- und Versorgungsbereichen. Alternativ ist es möglich, an dieser Stelle das Setting für die Lern- und Arbeitsaufgabe genau zu benennen.											
Zu fördernde Kompetenzschwerpunkte	Der zu fördernde Kompetenzschwerpunkt aus der APrV.											
Art der Lern- und Arbeitsaufgabe	Möglich sind Erkundungsaufgaben, Beobachtungsaufgaben, Anwendungsaufgaben oder Reflexionsaufgaben. Alternativ ist es möglich, eine Kombination aus verschiedenen Aufgaben zu erstellen.											
Art der Bearbeitung	Es ist möglich eine Lern- und Arbeitsaufgabe in Einzelarbeit, Partnerarbeit oder Gruppenarbeit bearbeiten zu lassen.											
Ansprechpartner	Hier ist es notwendig, unterstützende Personen bei der Bearbeitung der Lern- und Arbeitsaufgabe zu benennen, dies können zum Beispiel Praxisanleitende, ATA/OTA oder andere Auszubildende sein.											
Auswertung	Die Auswertung erfolgt entweder im nächsten Theorieblock oder im laufenden Praxiseinsatz.											
Art der Auswertung	Die Auswertung kann schriftlich, mündlich (zum Beispiel als Präsentation) oder mit einer Kombination aus beidem erfolgen.											
Bewertung	Soll die Lern- und Arbeitsaufgabe bewertet werden?											
Abgabe	Datum und Form der Abgabe (analog oder digital? Per E-Mail?)											

(Fortsetzung)

Tab. 7.1 (Fortsetzung)

Ziel der Lern- und Arbeitsaufgabe		
Hier ist das Ziel der Aufgabenstellung zu verdeutlichen.		
Welche Kompetenzen können durch diese Lernaufgabe gefördert werden?		
Hier sind die zu fördernden Teilkompetenzen (Selbstkompetenz, Fachkompetenz, Sozialkompetenz, Methodenkompetenz, Kommunikative Kompetenz und Lernkompetenz) auszuformulieren.		
Annäherung an die Lern- und Arbeitsaufgabe		
An welchen Erfahrungen der Auszubildenden können Sie anknüpfen?		
Wie gehen Sie vor?		
	Vorgehen	**Teilschritte**
Planen und Durchführen		Hier formulieren Sie kleinschrittig das Vorgehen der Auszubildenden bei der Bearbeitung der Lern- und Arbeitsaufgabe.
Reflektieren		Hier ist es möglich, die Art der Reflexion zu erläutern. Es können zum Beispiel Reflexionsmodelle, die den Auszubildenden bekannt sind, zur Anwendung kommen.

Tab. 7.2 Beispielhafte Lern- und Arbeitsaufgabe (ATA) „Patienten im Aufwachraum überwachen und begleiten" (formal angelehnt an Müller sowie Schneider und Hamar; gefüllt mit eigenen Inhalten aus der Masterthesis)

Titel der Lern- und Arbeitsaufgabe	Patienten im Aufwachraum überwachen und begleiten											
Name:	Herr/Frau Mustermann							**Kurs:**	ATA-Musterkurs			
Verantwortliche Lehrperson												
Thema der Lern- und Arbeitsaufgabe												
Titel der zugeordneten Lernsituation	Als ATA verschiedene Strategien im Umgang mit Herausforderungen im Arbeitsalltag entwickeln, umsetzen und reflektieren											
Zeitliche Verortung der zugeordneten Lernsituation B = Blockunterricht	I. Ausbildungsdrittel				II. Ausbildungsdrittel				III. Ausbildungsdrittel			
	1. B	2. B	3. B	4. B	5. B	6. B	7. B	8. B	9. B	10. B	11. B	12. B
								x				
Zu berücksichtigende Formalien der Lern- und Arbeitsaufgabe												
Zugeordneter praktischer Einsatz	Allgemeiner Pflichteinsatz (Schwerpunkt: Aufwacheinheit/Aufwachraum)											
Zu fördernde Kompetenzschwerpunkte	**Kompetenzschwerpunkt 4** Verantwortung für die Entwicklung der eigenen Persönlichkeit übernehmen d) reflektieren persönliche und berufliche Herausforderungen in einem fortlaufenden, auch im zunehmenden Einsatz digitaler Technologien begründeten, grundlegenden Wandel der Arbeitswelt und leiten daraus ihren Lernbedarf ab											
Art der Lern- und Arbeitsaufgabe	Anwendungsaufgabe											
Art der Bearbeitung	Einzelarbeit											
Ansprechpartner	Praxisanleitende und Pflegefachkräfte in der Anästhesie											
Auswertung	im nächsten Theorieblock											
Art der Auswertung	Kombination aus schriftlicher Ausarbeitung und mündlicher Präsentation											
Bewertung	nicht bewertet											
Abgabe	Abgabedatum: Abgabe erfolgt digital über die Lernplattform											

(Fortsetzung)

Tab. 7.2 (Fortsetzung)

Ziel der Lern- und Arbeitsaufgabe
Diese Praxisaufgabe soll Sie unterstützen, sich auf Herausforderungen im Aufwachraum gezielt vorzubereiten, besprochene Handlungsstrategien/Handlungsalternativen in der jeweiligen Situation umzusetzen und ihr Handeln im Anschluss zu reflektieren. Ziel der Lernaufgabe ist es, bei Herausforderungen im Aufwachraum angemessen reagieren zu können.

Welche Kompetenzen können durch diese Lernaufgabe gefördert werden?	
Selbstkompetenz	Die Auszubildenden reflektieren ihre Handlungsstrategien zum Umgang von Menschen mit herausforderndem Verhalten im Aufwachraum
Fachkompetenz	Die Auszubildenden beschreiben den Praxisanleitern aus ihrem eigenen Erleben Herausforderungen im Aufwachraum
Sozialkompetenz	Wird schwerpunktmäßig an dieser Stelle nicht gefördert
Methoden-kompetenz	Die Auszubildenden analysieren die Vermutungen und Ursachen für Herausforderungen und herausforderndes Verhalten im Aufwachraum
Kommunikative Kompetenz	Wird schwerpunktmäßig an dieser Stelle nicht gefördert
Lernkompetenz	Die Auszubildenden nehmen ihr eigenes Verhalten, während erlebter Herausforderungen, wahr

Annäherung an die Lern- und Arbeitsaufgabe
Für Patienten ist der Aufenthalt in einem Aufwachraum eine äußerst belastende Situation, da sie sich in einer Ausnahmesituation befinden und dem Personal innerhalb des Aufwachraums vollkommen ausgeliefert sind. An diesem Ort befinden sich viele fremde Patienten, die eine kontinuierliche Überwachung der Vitalfunktionen benötigen, die vielleicht unter Schmerzen und Ängsten leiden. Patienten reagieren unterschiedlich im Aufwachraum. Häufig lösen die Reaktionen der Patienten in Ihnen Situationen aus, die Sie als ATA als herausfordernd erleben. Zum Beispiel, wenn ein Patient Schmerzen oder Ängste äußert. Auch die zeitgleiche Überwachung der Vitalfunktion vieler Patienten kann für Sie herausfordernd sein. Die Sicherheit und Überwachung der Vitalfunktionen hat im Aufwachraum oberste Priorität, allerdings müssen aufgrund des Operationsbetriebes die Aufwachraumplätze mit beteiligten Berufsgruppen koordiniert werden, sodass der Prozessablauf des Ausschleusens zeitlich optimal gestaltet wird. Auch dieses kann für Sie als ATA herausfordernd sein.

Wie gehen Sie vor?		
	Vorgehen	**Teilschritte**
Planen und Durchführen	**Herausfordernde Situationen antizipieren**	Informieren Sie sich in Abstimmung mit Ihrem Praxisanleitenden über potenzielle Herausforderungen im Aufwachraum. Nehmen Sie hierfür auch Ihre Unterrichtsmaterialien zur Hilfe.
		Wählen Sie gemeinsam mit Ihrem Praxisanleitenden aus, zu welchem Zeitpunkt Sie Patienten im Aufwachraum überwachen könnten.

(Fortsetzung)

Tab. 7.2 (Fortsetzung)

		Hinweis: Was müssen Sie in Bezug auf die Altersgruppe, Operationsverlauf, Narkoseverlauf und Begleiterkrankungen im Vorfeld berücksichtigen?
		Stellen Sie Vermutungen auf, die für Sie im Aufwachraum herausfordernd sein könnten.
	Herausfordernde Situation analysieren	Überlegen Sie, welche Situationen im Aufwachraum für Sie herausfordernd sein könnten.
		Überlegen Sie, welche Gefühle die Vorahnung der herausfordernden Situation bei Ihnen auslöst
		Überlegen Sie, welche Ursachen der herausfordernden Situation zugrunde liegen könnten.
	Handlungsstrategien zum Umgang mit der herausfordernden Situation ableiten und umsetzen	Reflektieren Sie, wie Sie bislang ggf. mit ähnlichen herausfordernden Situationen umgegangen sind.
		Leiten Sie für sich und in Abstimmung mit Ihrem Praxisanleitenden gezielt Handlungsstrategien ab, die Sie nachfolgend im Aufwachraum umsetzen wollen.
		Verschriftlichen Sie Ihre Handlungsstrategien.
		Überwachen Sie Patienten im Aufwachraum und wenden Sie bei herausforderndem Verhalten hergeleitete Handlungsstrategien an.
		Beobachten Sie die Reaktion der Patienten auf Ihr Handeln.
Reflektieren	**Durchgeführte Handlung und das eigene Erleben dabei reflektieren**	Reflektieren Sie schriftlich unmittelbar nach der Situation Ihr Erleben, indem Sie folgende Fragen beantworten: Wie habe ich mich während der Situation gefühlt? Inwieweit war es eine herausfordernde Situation für mich? Wie leicht bzw. schwierig war es für mich, die Handlungsstrategien umzusetzen? Wie haben Patienten auf mein Handeln reagiert? Inwieweit bin ich von meinen geplanten Strategien abgewichen und warum? Wie bewerte ich insgesamt mein Handeln in Bezug auf das herausfordernde Verhalten der Patienten? Was würde ich beim nächsten Mal anders machen?
		Reflektieren Sie die erlebte Situation noch gemeinsam mit Ihrem Praxisanleitenden.

(Fortsetzung)

Tab. 7.3 Beispielhafte Lern- und Arbeitsaufgabe (OTA) „Wache Patienten in der Operationsabteilung begleiten", (formal angelehnt an Müller sowie Schneider und Hamar; Inhalte aus der Masterthesis)

Titel der Lernsituation	Wache Patienten in der Operationsabteilung begleiten		
Name:	Herr/Frau Mustermann	Kurs:	OTA-Musterkurs
Verantwortliche Lehrperson			

Thema der Lern- und Arbeitsaufgabe

Titel der zugeordneten Lernsituation	Als OTA verschiedene Strategien im Umgang mit Herausforderungen im Arbeitsalltag entwickeln, umsetzen und reflektieren

Zeitliche Verortung der zugeordneten Lernsituation B = Blockunterricht	I. Ausbildungsdrittel				II. Ausbildungsdrittel				III. Ausbildungsdrittel			
	1. B	2. B	3. B	4. B	5. B	6. B	7. B	8. B	9. B	10. B	11. B	12. B

Zu berücksichtigende Formalien der Lern- und Arbeitsaufgabe

Zugeordneter praktischer Einsatz	Allgemeiner Pflichteinsatz (Schwerpunkt: Ambulantes Operieren/Patienten in Lokalanästhesie)
Zu fördernde Kompetenzschwerpunkte	**Kompetenzschwerpunkt 4** Verantwortung für die Entwicklung der eigenen Persönlichkeit übernehmen d) reflektieren persönliche und berufliche Herausforderungen in einem fortlaufenden, auch im zunehmenden Einsatz digitaler Technologien begründeten, grundlegenden Wandel der Arbeitswelt und leiten daraus ihren Lernbedarf ab
Art der Lern- und Arbeitsaufgabe	Anwendungsaufgabe
Art der Bearbeitung	Einzelarbeit
Ansprechpartner	Praxisanleitende und Pflegefachkräfte im OP
Auswertung	im nächsten Theorieblock
Art der Auswertung	Kombination aus schriftlicher Ausarbeitung und mündlicher Präsentation
Bewertung	nicht bewertet
Abgabe	Abgabedatum: Abgabe erfolgt digital über die Lernplattform

(Fortsetzung)

Tab. 7.3 (Fortsetzung)

Ziel der Lern- und Arbeitsaufgabe
Diese Praxisaufgabe soll Sie unterstützen, sich auf Herausforderungen bei wachen Patienten gezielt vorzubereiten, besprochene Handlungsstrategien/Handlungsalternativen in der jeweiligen Situation umzusetzen und ihr Handeln im Anschluss zu reflektieren. Ziel der Lernaufgabe ist es, bei Herausforderungen in der Begleitung von wachen Patienten angemessen reagieren zu können.

Welche Kompetenzen können durch diese Lernaufgabe gefördert werden?	
Selbstkompetenz	Die Auszubildenden reflektieren ihre Handlungsstrategien zum Umgang von wachen Patienten mit herausforderndem Verhalten
Fachkompetenz	Die Auszubildenden beschreiben den Praxisanleitern aus ihrem eigenen Erleben Herausforderungen im Umgang mit wachen Patienten
Sozialkompetenz	Wird schwerpunktmäßig an dieser Stelle nicht gefördert
Methodenkompetenz	Die Auszubildenden analysieren die Vermutungen und Ursachen für Herausforderungen und herausforderndes Verhalten wacher Patienten in der Operationsabteilung
Kommunikative Kompetenz	Wird schwerpunktmäßig an dieser Stelle nicht gefördert
Lernkompetenz	Die Auszubildenden nehmen ihr eigenes Verhalten, während erlebter Herausforderungen, wahr

Annäherung an die Lern- und Arbeitsaufgabe
Für Patienten ist der Aufenthalt in der Operationsabteilung eine äußerst belastende Situation, da sie sich in einer Ausnahmesituation befinden und dem Personal in der Operationsabteilung vollkommen ausgeliefert sind. Patienten reagieren unterschiedlich auf den Aufenthalt in der Operationsabteilung, aber häufig löst es in ihnen Situationen aus, die Sie als OTA als herausfordernd erleben, zum Beispiel, wenn Patienten in Lokalanästhesie operiert werden und Angst äußern oder Merkmale in Bezug dessen zu erkennen sind. Die Sicherheit der Patienten hat innerhalb der Operationsabteilung oberste Priorität, allerdings müssen im Operationsbetrieb die Abläufe mit allen beteiligten Akteuren koordiniert werden, sodass der Prozessablauf zeitlich optimal gestaltet werden sollte, was für Sie auch herausfordernd sein kann.

Wie gehen Sie vor?		
	Vorgehen	**Teilschritte**
Planen und Durchführen	**Herausfordernde Situationen antizipieren**	Informieren Sie sich in Abstimmung mit Ihrem Praxisanleitenden über potenzielle Herausforderungen im Umgang mit wachen Patienten. Nehmen Sie hierfür auch Ihre Unterrichtsmaterialien zur Hilfe.
		Wählen Sie gemeinsam mit Ihrem Praxisanleitenden einen Patienten in Lokalanästhesie aus, den Sie begleiten könnten. Nehmen Sie hierfür den OP-Plan zur Hilfe.

(Fortsetzung)

Tab. 7.3 (Fortsetzung)

		Hinweis: Was müssen Sie in Bezug auf die Altersgruppe, OP-Indikation, Symptomatik und Dringlichkeitsstufe im Vorfeld berücksichtigen?
		Stellen Sie Vermutungen auf, die für Sie im Kontakt mit wachen Patienten herausfordernd sein könnten.
	Herausfordernde Situation analysieren	Überlegen Sie, welche Situationen für Sie herausfordernd sein könnten.
		Überlegen Sie, welche Gefühle die Vorahnung der herausfordernden Situation bei Ihnen auslöst.
		Überlegen Sie, welche Ursachen für die herausfordernde Situation zugrunde liegen könnten.
	Handlungs-strategien zum Umgang mit der herausfordernden Situation ableiten und umsetzen	Reflektieren Sie, wie Sie bislang ggf. mit ähnlichen herausfordernden Situationen umgegangen sind.
		Leiten Sie für sich und in Abstimmung mit Ihrem Praxisanleitenden gezielt Handlungsstrategien ab, die Sie nachfolgend in der Begleitung des wachen Patienten umsetzen wollen.
		Verschriftlichen Sie Ihre Handlungsstrategien.
		Begleiten Sie einen wachen Patienten und wenden Sie bei herausforderndem Verhalten hergeleitete Handlungsstrategien an.
		Beobachten Sie die Reaktion des Patienten auf Ihr Handeln.
Reflektieren	**Durchgeführte Handlung und das eigene Erleben dabei reflektieren**	Reflektieren Sie schriftlich unmittelbar nach der Situation Ihr Erleben, indem Sie folgende Fragen beantworten: Wie habe ich mich während der Situation gefühlt? Inwieweit war es eine herausfordernde Situation für mich? Wie leicht bzw. schwierig war es für mich, die Handlungsstrategien umzusetzen? Wie haben Patienten auf mein Handeln reagiert? Inwieweit bin ich von meinen geplanten Strategien abgewichen und warum? Wie bewerte ich insgesamt mein Handeln in Bezug auf das herausfordernde Verhalten der Patienten? Was würde ich beim nächsten Mal anders machen?
		Reflektieren Sie die erlebte Situation noch gemeinsam mit Ihrem Praxisanleitenden

(Fortsetzung)

Fazit

- Als Lehrkraft erstellen Sie im besten Fall zu jeder Lernsituation Lern- und Arbeitsaufgaben. Als Praxisanleitung erstellen Sie Arbeits- und Lernaufgaben.
- Hierbei gilt es zu berücksichtigen, welches Ziel Sie verfolgen und ob Sie ATA-, oder OTA-Auszubildende ansprechen wollen.
- Wie innerhalb der Ausgestaltung von Lernsituationen sind auch hier die Kompetenzschwerpunkte zu berücksichtigen.

Literatur

Anästhesietechnische- und Operationstechnische-Assistenten-Ausbildungs- und -Prüfungsverordnung (2020). Zugriff am 18.11.2022. Verfügbar unter https://www.gesetze-im-internet.de/ata-ota-aprv/BJNR229510020.html.

Bohrer, A. (2015). Informelles lernen in der pflegepraktischen Ausbildung. In: Ertl-Schmuck, R., & Greb, U. Pflegedidaktische Forschungsfelder. Weinheim: Beltz.

Darmann-Finck, I. & Muths, S. (2016). Lernen am Arbeitsplatz-Konzepte für das betriebliche Bildungspersonal. In: Brinker-Meyendriesch, E., & Arens, F. Diskurs Berufspädagogik Pflege und Gesundheit. Berlin: WSV.

Dehnbostel, P. (2015). Betriebliche Bildungsarbeit. Kompetenzbasierte Aus- und Weiterbildung im Betrieb. Baltmannsweiler: Schneider.

Kuckeland, H. (2020). Mikroebene: Konkrete Gestaltung einer generalistischen Lernsituation – Menschen mit herausforderndem Verhalten bei der Körperpflege unterstützen. Unterricht Pflege, 25 (3), 36–53.

Lutz, L. & Popescu-Willigmann, S. (2015). Instrumente und Methoden der Unterrichtsplanung. In Klebl, M. & Popescu-Willigmann, S. (Hrsg.), *Handbuch Bildungsplanung. Ziele und Inhalte beruflicher Bildung auf unterrichtlicher, organisationaler und politischer Ebene* (S. 47–74). Bielefeld: wbv.

Müller, K. (2009). Lernaufgaben für die praktische Pflegeausbildung. Aufgaben. Instrumente. Pädagogische und didaktische Hinweise. Berlin: Cornelsen.

Schneider, K. & Hamar, C. (2020). Mikroebene: Handlungsleitfaden für die Konstruktion von Lernsituationen mit ihren Lehr-Lern-Arrangements. Unterricht Pflege, 25 (3), 2–35.

Schneider, K. & Hamar, C. (2020). Mikroebene: Ein Formblatt für Lern.- und Arbeitsaufgaben für die generalistische Pflegeausbildung. Unterricht Pflege, 25 (3), 61–63.

In der ATA- und OTA–Ausbildung finden sowohl gemeinsame als auch getrennte Unterrichtsinhalte Einbezug. Die Forschungsergebnisse verdeutlichen Ihnen, dass es sich in weiten Teilen um separate Unterrichtsinhalte handelt, was sich insbesondere in den Herausforderungen widerspiegelt. So stellt der Aufwachraum für ATA die größte Herausforderung dar. Damit lässt sich für Sie die Schlussfolgerung ziehen, dass dem Aufwachraum im Unterrichtsgeschehen ein besonderes Augenmerk geschenkt werden muss. Allerdings ist hier keine Schnittmenge zwischen ATA und OTA zu finden, da sich das Arbeitsfeld von OTA nicht auf den Aufwachraum erstreckt. Die Herausforderungen von OTA liegen eher in der interdisziplinären Zusammenarbeit sowie im Umgang mit wachen Patienten.

Innerhalb der Unterrichtsplanung möchten wir Sie darauf hinweisen, dass aufgrund der getrennten Unterrichtsinhalte ebenso getrennte Räumlichkeiten notwendig sind. Vielleicht könnte Sie dieser Umstand in Ihrer Schule vor Herausforderungen stellen, da nun für einen gemeinsamen ATA- und OTA – Kurs zwei Räume benötigt werden.

Des Weiteren ist festzuhalten, dass herausfordernde Situationen im Unterrichtsgeschehen ein besonderes Augenmerk bekommen sollten. Praxiseinsätze sollten regelmäßig auf herausfordernde Situationen reflektiert werden. Das Example (Abschn. 6.1) bietet Ihnen hierfür eine Hilfestellung. Somit wären ATA- und OTA – Auszubildende in der Lage, in ähnlichen Situationen im Unterrichtsgeschehen entwickelte Handlungsstrategien einsetzen zu können.

Der Handlungsleitfaden zur Erstellung von Lernsituationen soll Sie motivieren, neue Lernsituationen zu kreieren. Unsere Intention ist es, Ihnen eine Hilfestellung zu bieten und Ihnen aufzuzeigen, dass die Entwicklung von Lernsituationen gar nicht so schwer ist.

Lern- und Arbeitsaufgaben lassen sich sowohl im Unterrichtsgeschehen als auch in der praktischen Ausbildung integrieren. Berufliche Handlungskompetenz wird insbesondere in der Praxis erworben. Berufstypische Tätigkeiten können mithilfe von Lern- und Arbeitsaufgaben eingeübt und authentische Herausforderungen bewältigt werden.

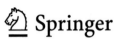
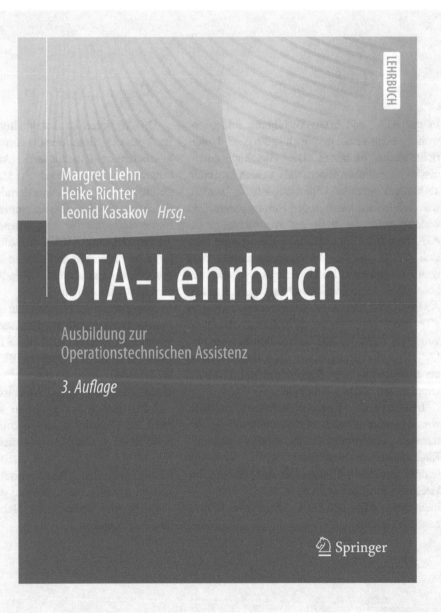

LEHRBUCH

Margret Liehn
Heike Richter
Leonid Kasakov *Hrsg.*

OTA-Lehrbuch

Ausbildung zur
Operationstechnischen Assistenz

3. Auflage

Springer

Printed in the United States
by Baker & Taylor Publisher Services